JN008277

“食べる力”を落とさない！

新しい「歯」のトリセツ

歯科医・歯学博士
照山裕子

日経BP

はじめに

歯を知ることで、「食べる力」を保つ

──「若いころから、もっとしっかり歯のことを考えるべきでした……」

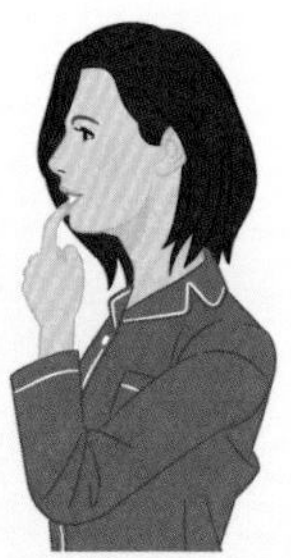

診療の現場で、口の悩みと向き合う患者さんにいわれて、悲しい言葉のひとつです。

いまや、毎日歯を磨かない方は皆無というほど、歯のケアは根付いています。その一方で、自分の口の中の状況を把握しないまま、不十分なケアを続け、知らず知らずのうちに虫歯や歯周病といったトラブルが進行しているという方がいらっしゃいます。

もちろん防ぎきれない歯の病気もあります。ですが、**知識不足、目的に合わないケアが原因で起こる歯の病気も多い**のが現状です。歯科検診も含めて、これまで何万という方の口の中を見てきましたが、体質や肌の色が違うのと同様に、歯や歯ぐき（歯

肉）の状態も個人差が大きいことを実感します。

口の中も加齢によって当然変化しますが、60歳でもケアが行き届き、驚くほどしっかりした美しい歯を保っている方もいます。一方で、若くても、年齢＋何十歳なのではと思われるほど、老化しているケースもあります。そういった方々と接していると、「自分の口の中を知ること」そして「自分に適した歯のケアの知識」が重要なのだと痛感します。

「ひとりでも多くの方に歯を大切にしてもらいたい」――そんな思いで、私は診療の傍ら、メディアでオーラルケアの重要性について発信を続けてきました。とはいえ、お伝えできるのは、どうしても細切れの情報。そのため、いつか**「歯のケアの教科書」**のようなものを一般の方にお届けできればと思ってきました。

それが、今回まとめた本書『新しい「歯」のトリセツ』です。

歯を健康に保ち、「食べる力」を生涯維持するためにはどうすればいいのでしょうか。そのためには、**ぜひ2本柱でお口のケアを考えていただきたい**と思います。

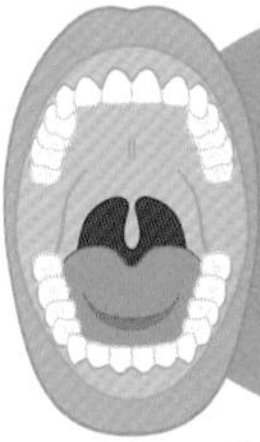

歯の健康をできるだけ長く保つには

定期的な検診 ＋ 歯みがきなど **日々のセルフケア**

の2本柱

日々のオーラルケアは不可欠。だが、虫歯や歯周病は
気づかぬうちに進んでいる場合も。軽いうちに発見すれば、歯を失うことが防げる。
だから痛くなってからではなく、歯の状態を定期的にチェックしよう。
セルフケアとプロのチェック、この両輪が重要だ。

それは、**「日々の適切なセルフケア」**と、**「定期的なプロのチェック」**です。

歯のケアをよくご存じの方にはわかりきったことかもしれません。

まず、日々のセルフケアは不可欠です。しかし、虫歯や歯周病は気づかぬうちに進んでいる場合があります。軽いうちに発見すれば、歯を失うことにはならないはずです。だからこそ、痛くて我慢ができなくなってから駆け込むのではなく、定期的に（できれば3カ月〜半年に一度）歯科医院に足を運んでください。実際、定期的に歯の検診や歯石除去を行っている人ほど歯を失いにくいこともわかっています。

ときどき、セルフケアを完璧にしていれば、歯科医や歯科衛生士によるプロのケアは必要ないのではといわれることがありますが、違います。いくらセルフケアが完璧でも、年齢とともに起こる変化に気づかない場合があるのです。そのためには定期的なプロのチェックが必要です。

セルフケアとプロのチェック、この両輪こそ、「食べる力」を失わないために重要です。

では、セルフケアではなにが大切なのでしょう。

歯のセルフケア、一つめに大切なことは「**口の中を自分の目で見る**」ことです。

口を開けて、自分の歯や舌など、口の中をじっくり観察することはありますか？

食べる、飲む、話すなど、口腔という臓器は多くの重要な機能を持っています。なのに、定期的に体の健康診断を受けていても、歯の検診に行かれる方はそれほど多くありません。歯みがきは1日3回欠かさず行っているのに、汚れがしっかり取れたかどうかをチェックしているという方はほとんどいらっしゃいません。これでは効果が

歯や口の
不調から始まる
身体の衰え

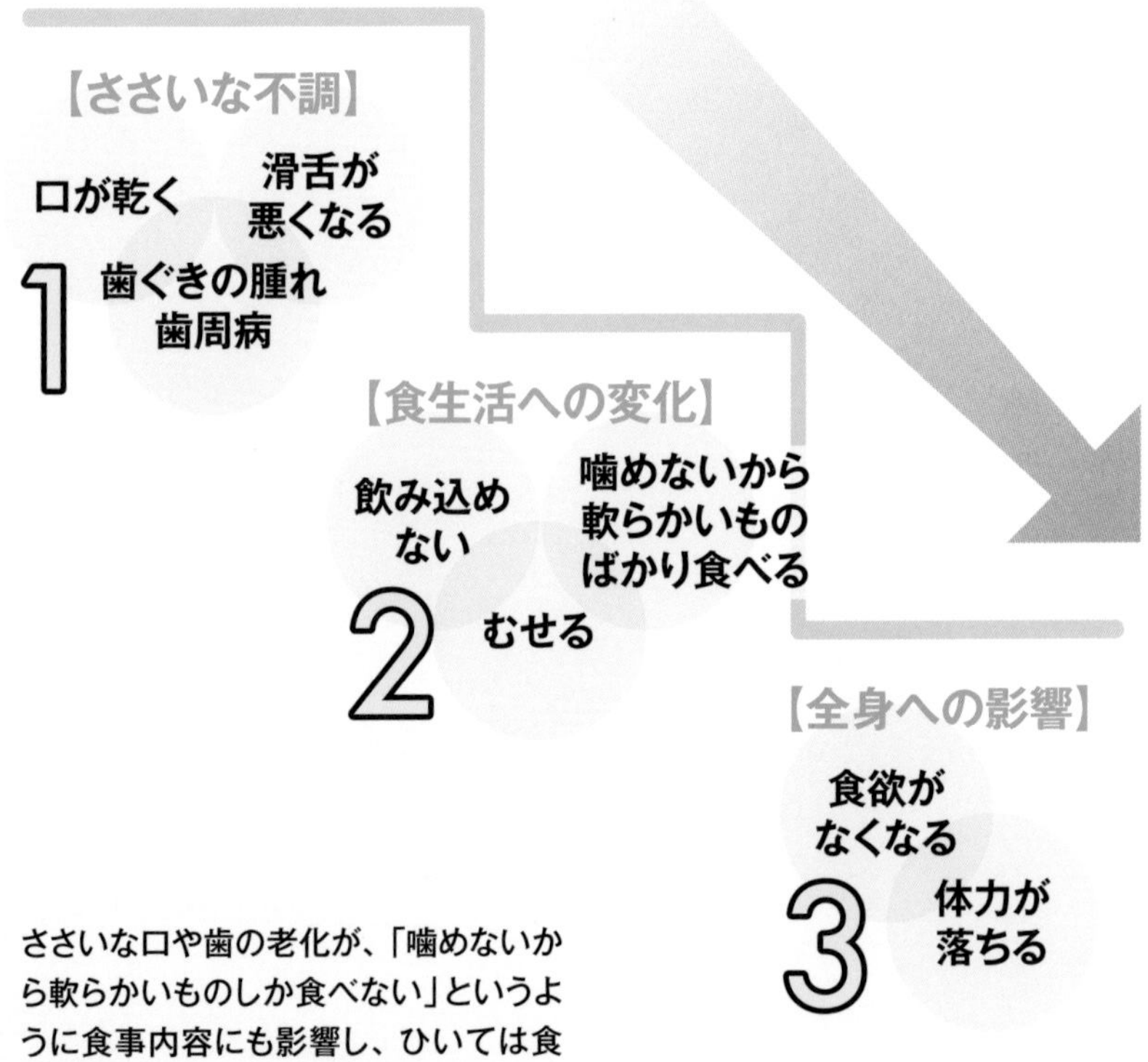

ささいな口や歯の老化が、「噛めないから軟らかいものしか食べない」というように食事内容にも影響し、ひいては食欲がなくなり、さらに体力低下につながってしまう。（著者による概念図）

半減です。メイクをするとき、ひげを剃るとき、必ず鏡を見るように、歯みがきの前にも、鏡を見ながら、「いー」「あー」と口を開けて歯や口の粘膜をチェックする癖をつけてもらえればと思います。

二つめに大切なのが、「**自分に合った歯のケアを知る**」こと。

歯並びが悪い部分、どうしても歯ブラシが届きにくい部分……義歯やインプラントなどをお使いの方はなおさら、専用のツールを駆使して汚れをためない工夫が必要になってきます。歯科医や歯科衛生士からのアドバイスも参考にしてください。

口から食道へ入るべきものが気管に入ってしまうことを誤嚥《ごえん》といいますが、健康寿命を短くする一因に「誤嚥性肺炎」があります。この原因は、気管に、唾液や食べ物などと一緒に細菌を送ってしまうことで、そこに歯周病菌が関わっています。

つまり、年齢を重ねるごとに口のケアが健康寿命を左右する要因になります。髪の毛や肌を大切に扱うのと同様に、歯や歯ぐきも存分にいたわってください。

三つめとして、「**歯の知識をアップデート**」してください。これまで行ってきたケアが果たして効率的なのか、適切なのか……ぜひ本書でチェックしてください。歯ブラシや歯みがき剤の選び方から、フロスの順序、うがいの仕方など、当たり前だと思っているケアも今一度確認してください。子どものころに教わった歯ブラシの持ち方がそのままの方もいらっしゃいます。

歯のケアの重要性は、口の中だけにとどまりません。「糖尿病と歯周病はお互いに悪影響を及ぼし合う」といった例を筆頭に、**口の環境が身体全体の健康に直結**することがわかってきています。また歯周病のある人はない人に比べて高血圧の発症頻度が高いという報告もあります。

噛めない、むせるといったささいな口の老化があると、食事内容も軟らかいものしか受け付けなくなり、それが食欲や体力の低下にもつながるといった考え方も一般的になってきました。そのため、口の老化（オーラルフレイル）が全身の虚弱（フレイル）を招くという現象をフックに、最期まで食べられる口を保とうという啓発活動も活発になってきました。**口や舌をしっかり動かすといったこともオーラルケアととらえ、**一つの健康法として、ぜひ、日常に取り入れていただければと思います。

医療者がまわりにいない一般家庭に育った私は、小さいころに虫歯が頻繁にでき、歯科をよく受診していました。その経験が歯科医になるひとつのきっかけでもありま

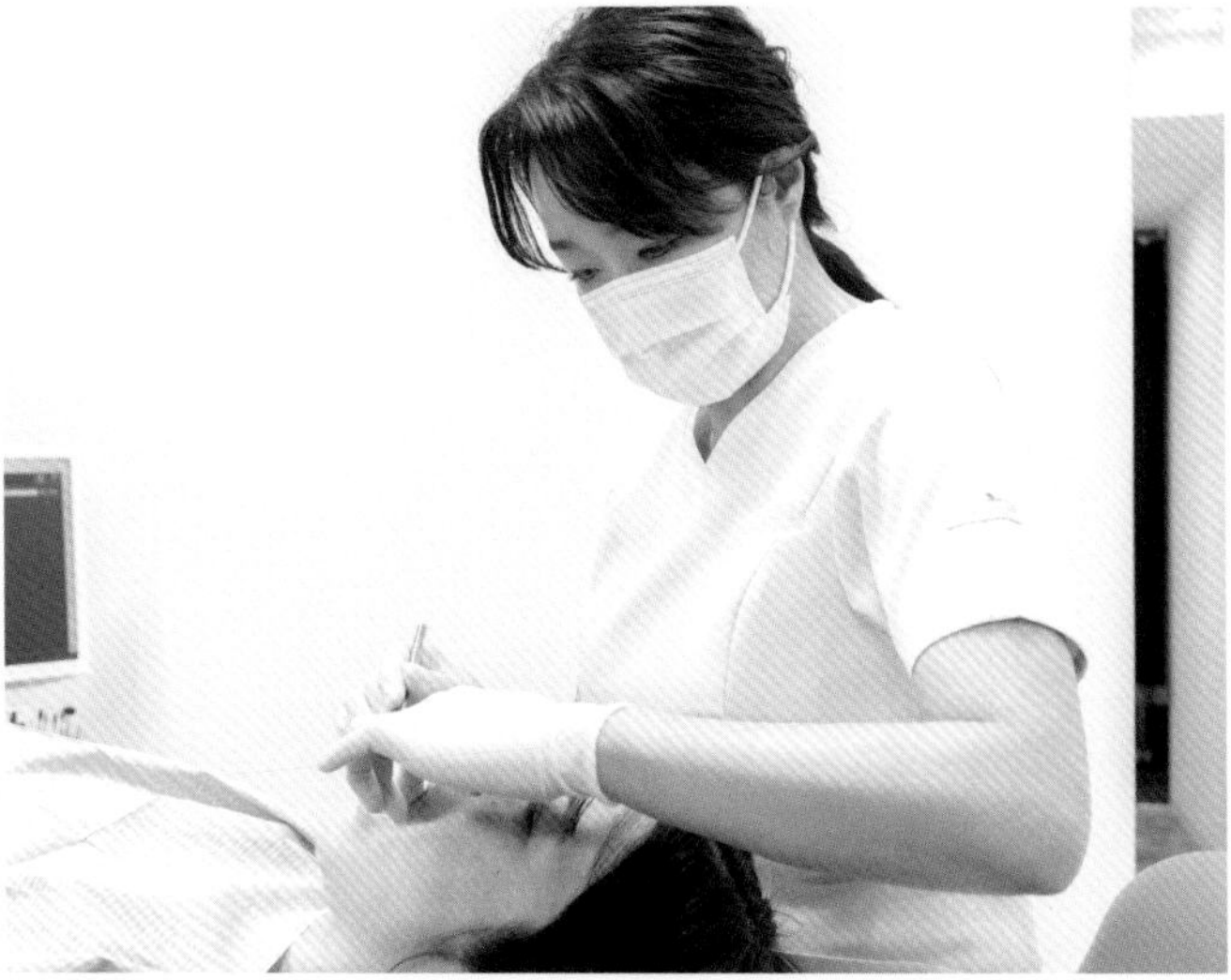

診察中の著者

す。そのころの治療は今とは違い、虫歯が疑われたら歯を大きく削って詰め物をする、そして悪くなったら早めに抜歯をするという、いわゆる〝昭和〟の治療法でした。しかし今は、あらゆる治療法が根本から見直され、劇的に進化しています。**最新の歯科医療が「歯を守る」目的でどんな工夫を凝らしているかも、第5章のプロケアの項目でご紹介しています。**ぜひ治療を受ける際の参考にしてください。

歯科医・歯学博士　**照山裕子**

Contents

〝食べる力〟を落とさない 新しい「歯」のトリセツ

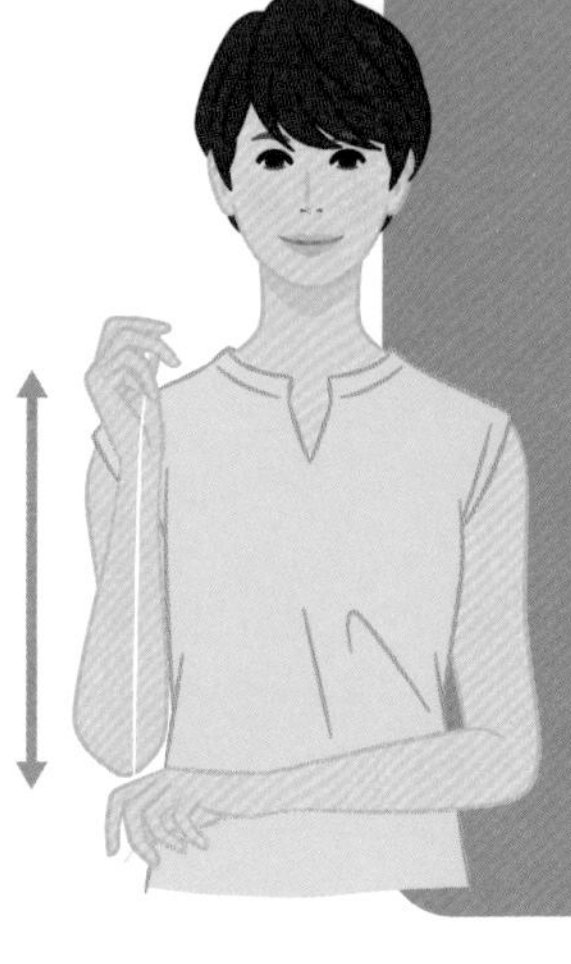

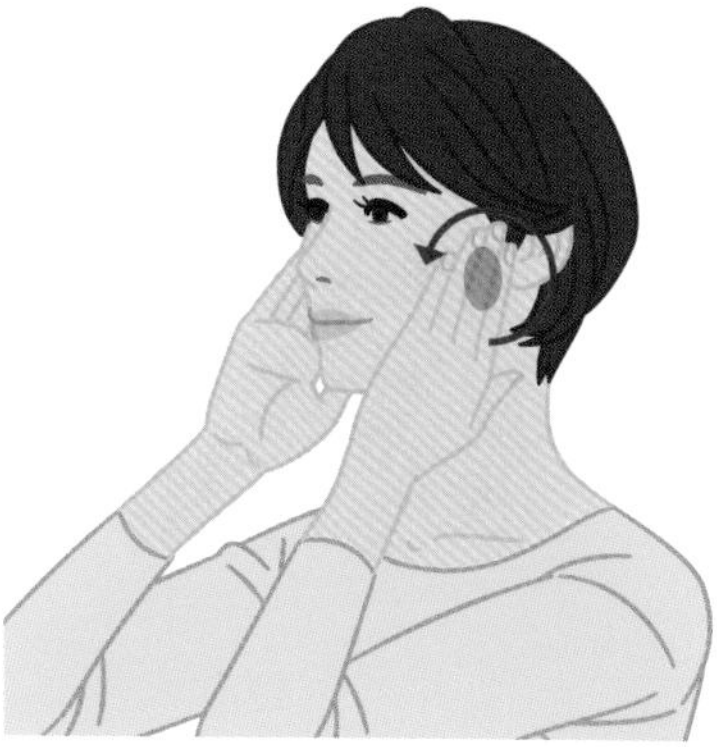

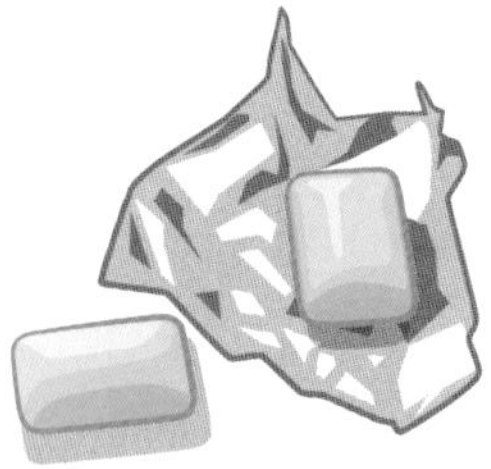

7つの歯の悩みに、歯科医の著者が回答
歯の健康Q&A

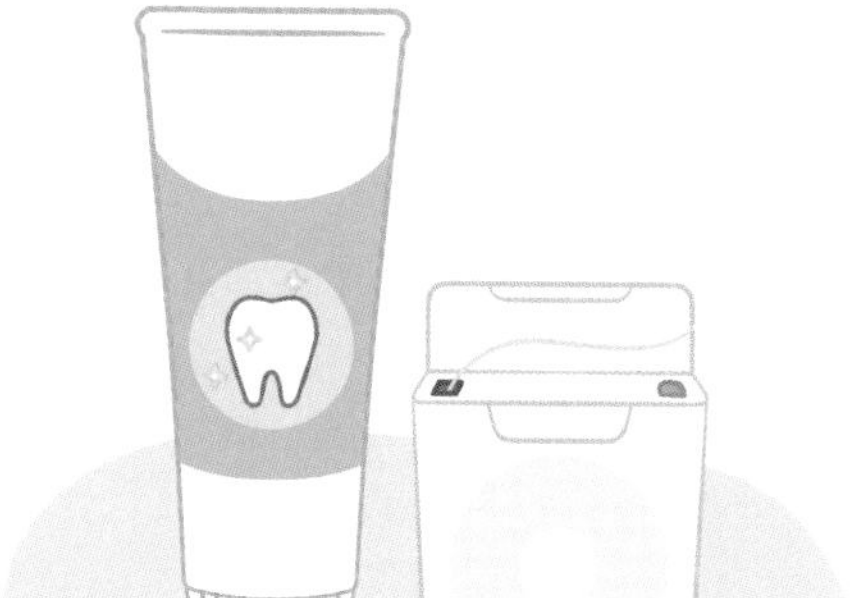

基本的に情報は2023年1月時点のもの。

大人の歯のケア 8つの誤解

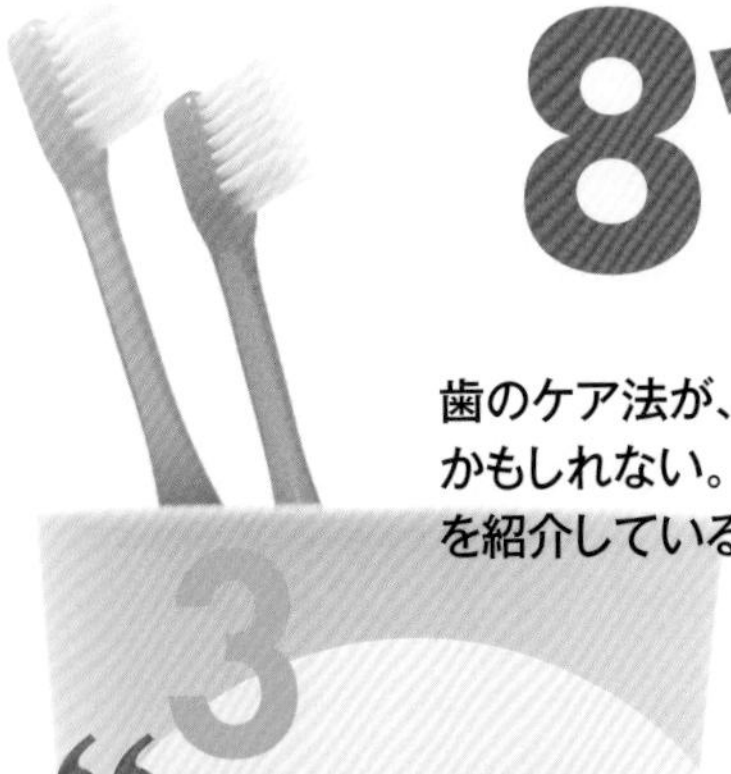

歯のケア法が、子どものころから変わっていないという人もいるかもしれない。本書では、食べる力を維持するための歯のケアを紹介しているが、特にアップデートしてほしいのがこの8つだ。

1

“歯みがきは**食後に必ずするべき?**

昼食後は**必ずしも必要ない**
夜を重視した
メリハリケアを”

虫歯や歯周病予防のために、とにかく食後にはみがかないといけないと思っている人もいるかもしれない。でも、漫然と1日3回みがくよりも、夜は就寝前の丁寧なケアを心がけ、出先での昼食後などは口臭対策のためにみがくなど、目的を明確にして行うといい。

⇒詳しくは24ページ

2

“歯みがきをすると**シャカシャカ ゴシゴシ**、音がする

正しい歯ブラシの
動かし方なら
ほとんど音はしない”

大きく強く動かすと、シャカシャカ、ゴシゴシと音がするが、歯みがきの基本は小刻み。歯ブラシを2～3㎜程度ずつ小刻みに動かすと、効率よく歯の汚れが取れる。そして、正しい歯みがきなら、横にいる人にはほとんど音が聞こえない。

⇒詳しくは34ページ

3

“歯ブラシは長持ち
するから
「かため」がベスト?

硬い歯ブラシでゴシ
ゴシすると傷つける
ことも。**「ふつう」を**”

歯ブラシの毛の硬さには一般的に「かため」「ふつう」「やわらかめ」の3種類がある。「かため」だと毛が開きにくく持ちが良いと感じる人も多いようだが、ゴシゴシすると歯や歯ぐきを傷つける場合もある。「ふつう」を選ぼう。歯ぐきが炎症を起こしていたり、歯ぐき下がりが気になっている人は「やわらかめ」を。

⇒詳しくは28ページ

4

“歯みがき剤は
使わないほうがいい？

機能性成分も含まれて
いるので
使ったほうがいい”

以前、歯みがき剤はいらないといった考えが広がっていたが、最近は歯みがき剤には虫歯予防に効果的なフッ化物（フッ素）や、歯周病予防に役立つ殺菌成分が含まれており、使ったほうがいいという考え方が一般的だ。

⇒詳しくは76ページ

5

“フロスや歯間ブラシは
歯みがき後に使う？

歯みがき前に
使ったほうが
効率よく汚れが取れる”

歯周病や大人虫歯を防ぐには、フロスや歯間ブラシを用いることが不可欠。でも、歯みがき後に使っている人が多いのではないだろうか。先に使ったほうがよく汚れが取れる。また、虫歯予防に効果的なフッ化物が歯間部に残りやすいと判明している。

⇒詳しくは26ページ

6

“うがいの目的は
口をゆすぐだけ？

素早く行えば、口まわ
りのトレーニングに”

うがいは、ただ口の中の汚れをキレイにするだけではない。高速でぶくぶくすれば、さらによく汚れが落ち、口まわりのトレーニングにもなる。速歩きがゆっくり歩きより健康効果が高いように、うがいも速く行うのがいい。

⇒詳しくは44ページ

7

“歯みがき後は
何回もうがいする
のがいい？

フッ化物を残すなら
1回だけに”

フッ化物配合の歯みがき剤では、フッ化物を残すために、歯みがき後のうがいは少量の水で1回と推奨されている。1回だと汚れが残りそうだと抵抗がある人は、ダブルブラッシングという方法もある。

⇒詳しくは80ページ

8

“食べる力を維持する
には歯だけをケア
すればいい？

舌の力、飲み込み、
噛む力なども弱って
くる。口まわりをよく
動かしておこう”

「食べる」動作には、歯だけでなく、舌や唾液なども関わっている。舌の力や飲み込む力は年齢とともに落ちる。そこで、ただ歯をケアするだけでなく、舌をよく動かしたり、唾液を出るようにケアしたり、口を動かすことが大切だ。

⇒詳しくは100ページ

デリケート

**食べる、飲み込む、話す……
いくつもの機能をもつ「口」の中は、硬い歯と軟らかい粘膜が隣り合っている。
また、多くの菌もすんでいる。ケアの前にどんな特徴があるか、知っておこう。**

軟らかい粘膜と舌があり、唾液で潤っている

口の中は、体の中で最も硬い歯が、軟らかくデリケートな粘膜の中に生えているという特殊な構造になっている。また、その中央には自在に動く「舌」があり、消化や自浄作用などを持つ「唾液」が1日に1～1.5Lも分泌される。舌は、菌の繁殖源にもなると考えられている一方で、唾液には抗菌作用のある成分が含まれ、菌の増殖を抑える効果がある。

奥歯は、最も“健康寿命”が短い？

上下左右の奥から2つの歯*、大臼歯。最も歯周病になりやすいのが上の大臼歯とされる。また、大臼歯のひとつ、手前の第一大臼歯は永久歯として最初に生える歯。一番のベテラン選手であるため、比較的早い段階で虫歯になっている人も多く、「失いやすい歯」。奥歯は「健康寿命が短くなりやすい」と覚えておこう。
⇒詳しくは66ページ

＊親知らずがある場合、3つ。この図には親知らずがない。

口の中の菌は、100億個以上

腸内と同じように、口の中にも定着している細菌がいる。歯に4分の1、舌や粘膜に4分の3といった割合で分布。また、清潔な口の中には約100億個、オーラルケアの行き届いていない口の場合、約1000億個いるとされている。

奥歯にかかる力は、自分の体重並み

上下の歯をかみ合わせることを「咬合《こうごう》」といい、噛むときに発生する力が「咬合力」。自分の体重と同じぐらいの咬合力が奥歯に加わる。食べ物を細かく砕けるのもこの力のおかげだが、一方で歯ぎしりや食いしばりがあると、痛めつけることにもつながってしまう。

硬い歯と軟らかい粘膜が隣接
口の中はタフ＆

歯の数は28本
上下左右で7本ずつ
と覚えよう

大人の歯は上に14本、下に14本。親知らずの4本を入れると32本だが、親知らずが生えない人もいるので、基本は28本。乳歯から永久歯になるときに、一度だけ生え変わる。役割に合わせ、前歯と奥歯では形が異なる。

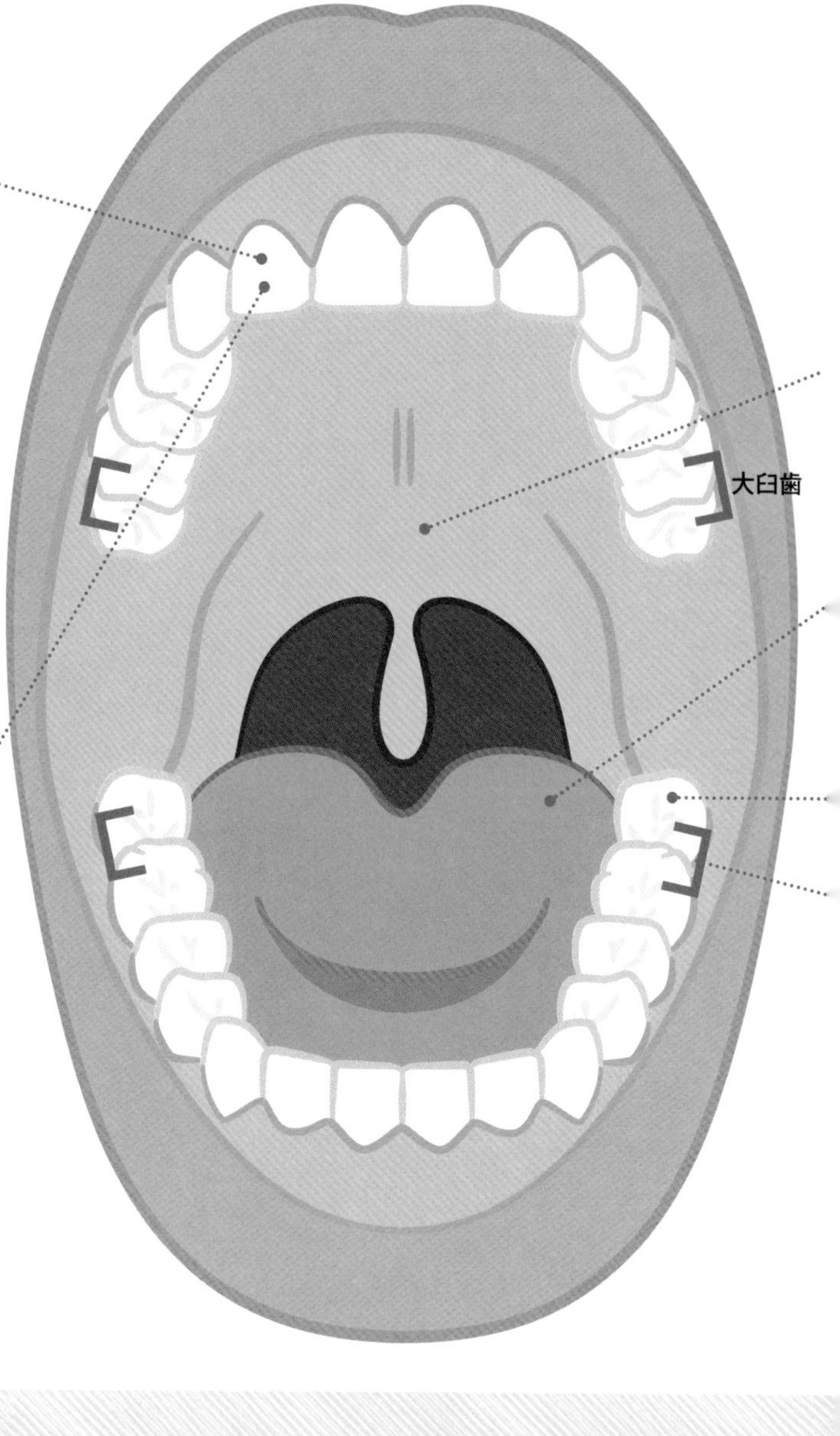

人体で最も硬い
歯のエナメル質

歯の表面はエナメル質で、歯ぐきに隠れた部分はセメント質と呼ばれる。これらの内側には象牙質があり「三《さん》硬《こう》組織」といわれている。これらが、歯の中心部にある軟らかい「歯《し》髄《ずい》」という神経を守っている。だが、エナメル質は「酸」に弱いという最大の弱点がある。
⇒詳しくは52ページ

本書の使い方

本書で伝えたいことを図解しました。
悩み別に、必要なページを参照し、役立ててください。

長く自分の歯で食べたい！
「食べる力」を落とさないために

□ 歯は健康そのものだけれど、
その状態を長く維持したい
□ ケア自体に手間をかけられない

→ 第1章　基本の歯のケア
→ 第3章　「口の老化」を防ぐには
の2つでOK！

□ 基本のケアはすでに知っている
□ もっと歯や口のケアを知りたい
□ しくみを知って
ケアアイテムを使いこなしたい

→ 第2章　積極的な歯のケアのために
→ 第3章　「口の老化」を防ぐには
→ 第4章　歯を守る食事とは
をじっくりチェック！

□ 歯を白くしたい
□ 歯ぐき下がりが気になる
□ 歯並びを良くしたい

→ 第2章　積極的な歯のケアのために
→ 第5章　歯科での治療、プロのケアとは
歯のしくみを理解したうえで、
ホワイトニングや矯正のしくみを学べます。

個別の歯の悩みには

前半では主にメカニズムや対策を紹介。
後半のページで主な治療法を解説。

第1章

基本の歯のケアをアップデート!

歯みがき、フロスなどの使い方、うがいのポイントをおさらい

最近、いつ、自分の口の中を見ましたか?
毎日歯はみがいているのに、見ていないということはないでしょうか。
自身の歯を知り、
歯のケア方法をアップデートしましょう。

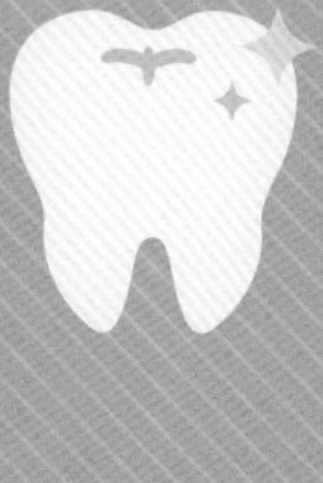

することが大切
あー」ストレッチ

自分の口や歯を日々観察して、変化がないかを確認することが大切。
歯のケアを行う前には、必ず鏡の前で「いー」「あー」と言いながら、
口の中や歯をチェック。口を大きく左右と上下に開けることで、
口のトレーニングにも役立つ。

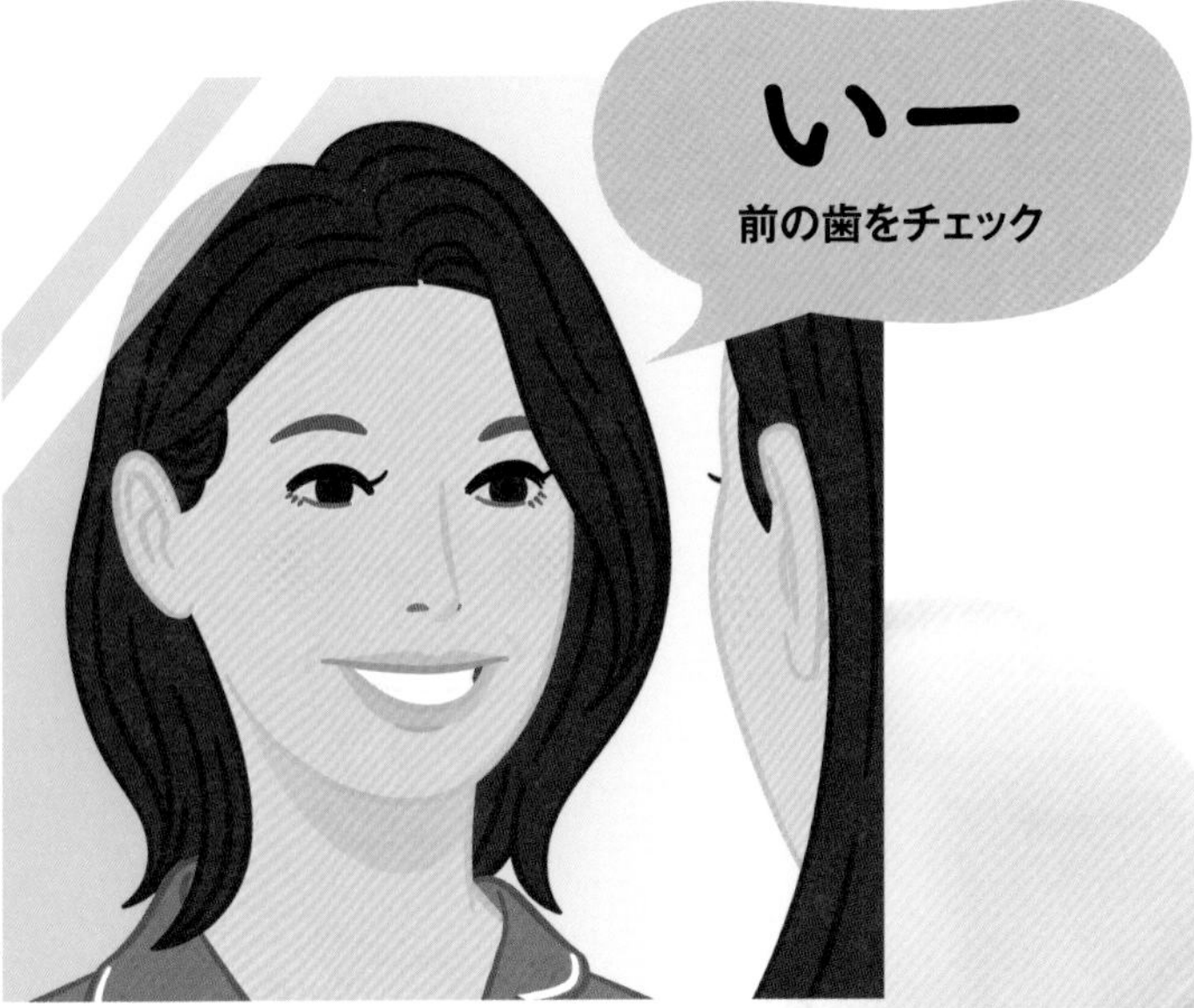

「いー」と言いながら、口角を上げ、前の上下の歯ができるだけ見えるようにする。前の歯に食べかすが残っていないか、また歯の色やすり減りを見たり、歯ぐきが腫れている部分がないかチェックする。

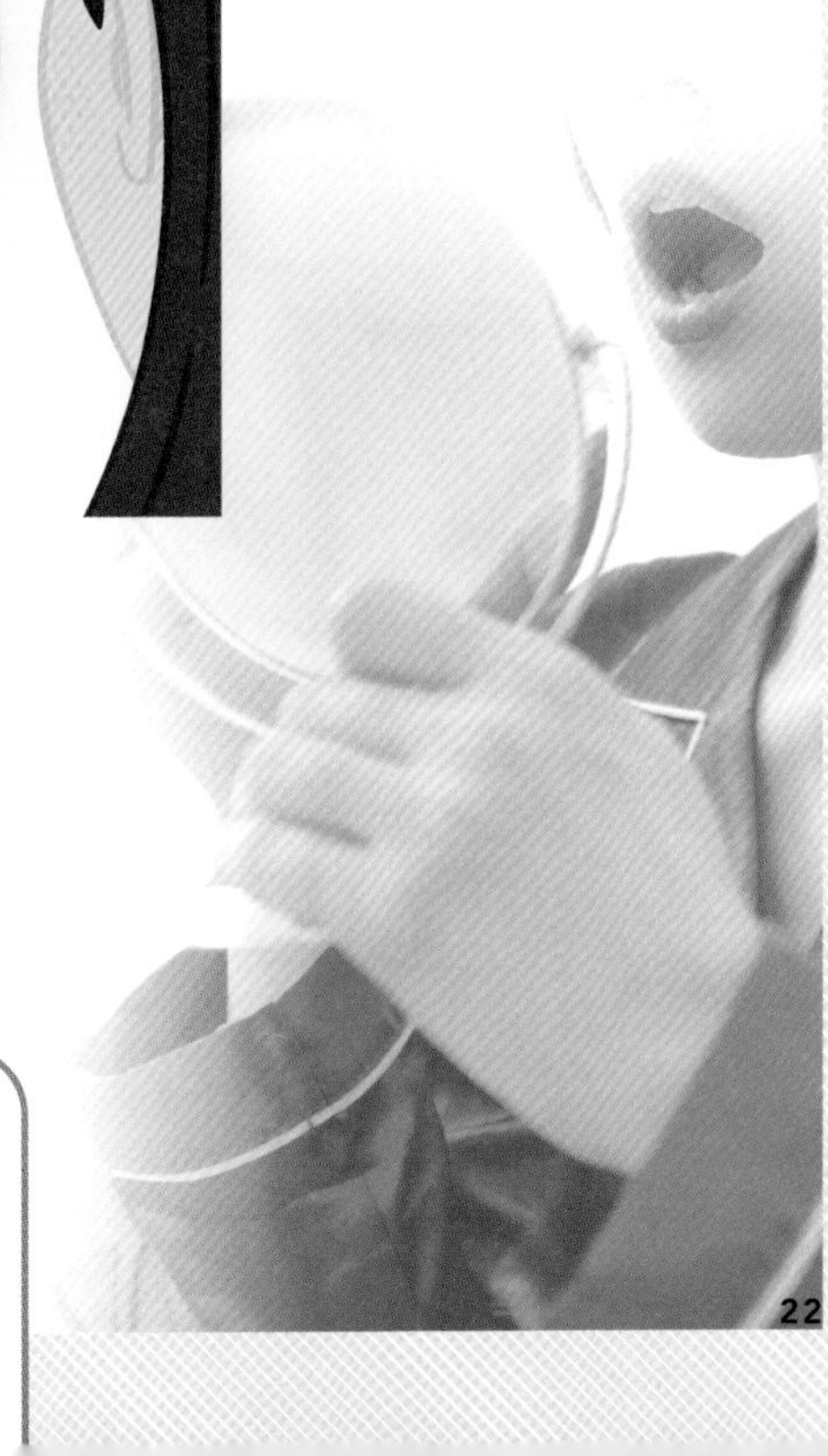

著者の解説動画で
確認できます！

自分で口の中をしっかり確認
歯みがき前に「いー

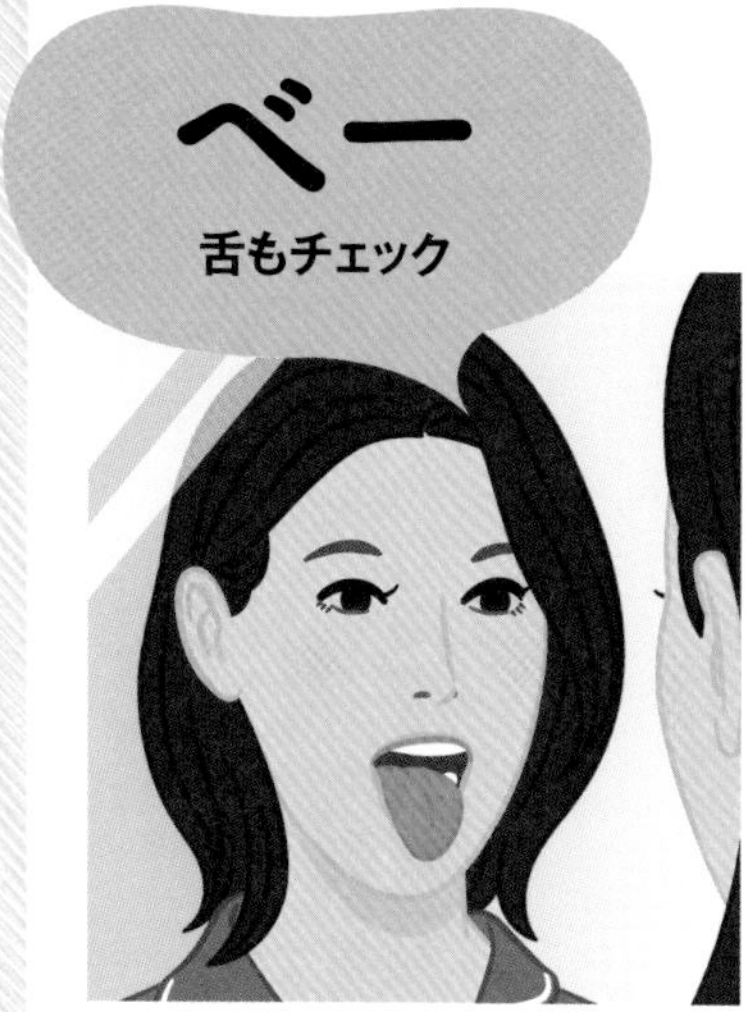

舌に付着した舌苔《ぜったい》の度合いや色もチェックしておくといい。

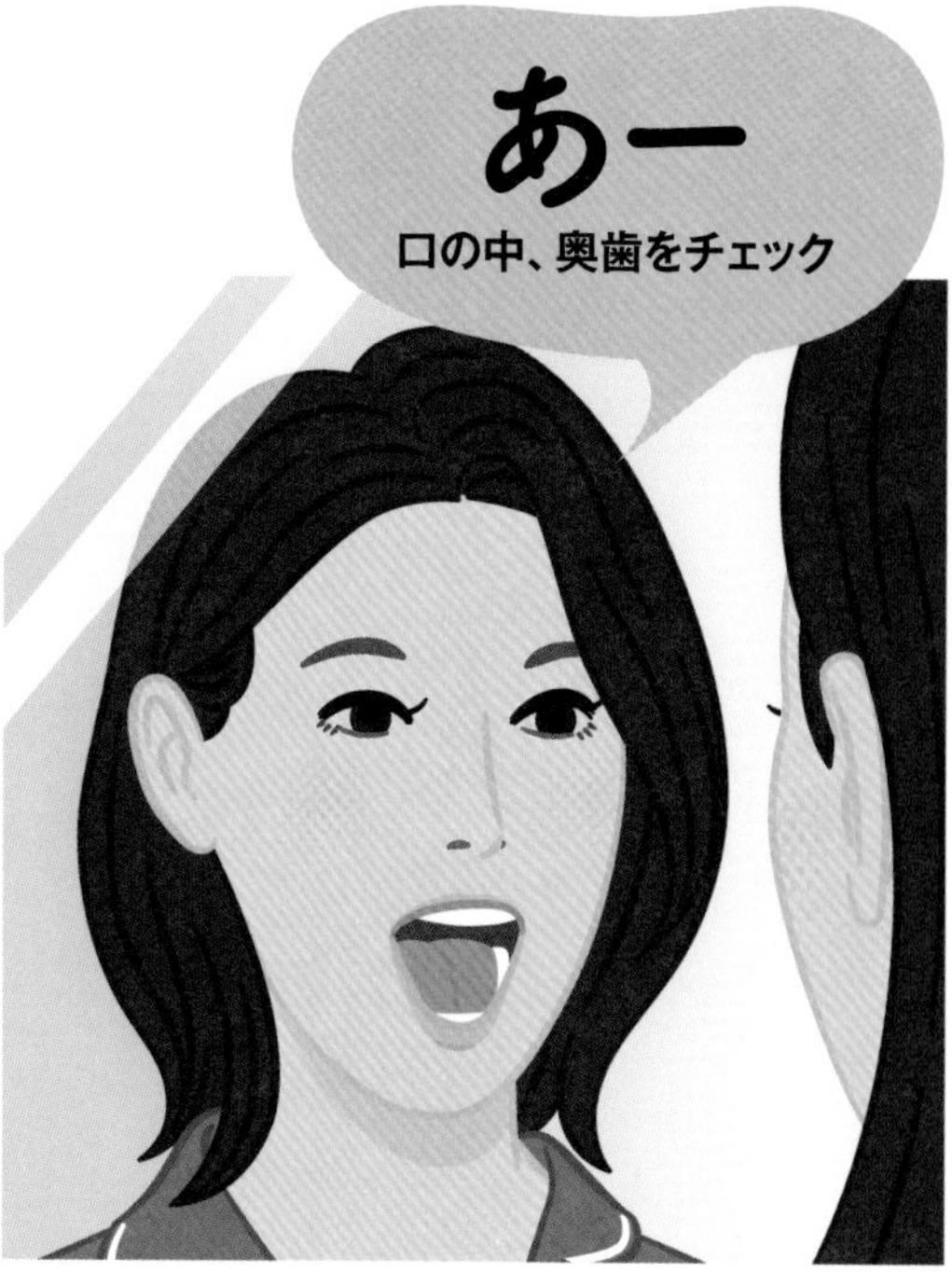

「あー」と言いながら大きく上下に開け、奥歯で食べかすがたまっている部分がないか、歯ぐきが腫れている部分がないか観察する。また、粘膜のしこりなどもないか、確認する。
※顎関節症の人は注意して開けよう。

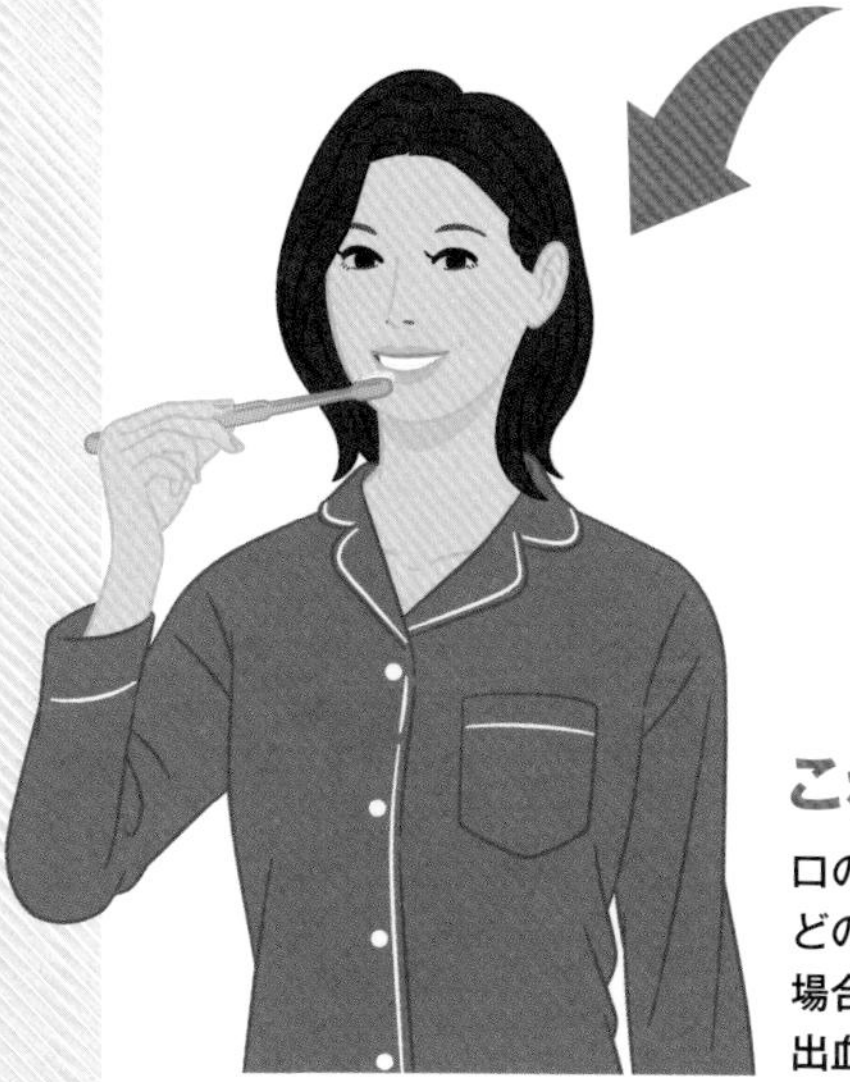

これらのストレッチのあとに歯のケアを！

口の中を確認してから、歯ブラシやフロスなどのケアを。日々、見ていると、変化が生じた場合に気づきやすい。歯ブラシやフロス後も出血部分がないかなどをチェックしよう。

寝る前にしっかり歯の汚れを落とす
重要度を理解して、夜を重視したメリハリケアを

一生、自分の歯で食べたい――

それを実現するために、最も必要なセルフケアは、歯ブラシやフロス、歯間ブラシなどを用いたオーラルケア、いわば歯みがきです。ですが、診療現場で患者さんと話していると、その知識は人によって差があると実感します。まず、歯みがきの頻度。「昼食後は必ず歯をみがかなければならない」と思っている方も多いようですが、必ずしもそうではありません。**歯みがきの目的は、歯に付着した食べかすを、キレイに除去すること。**食べかすをそのままにすると、それをエサに虫歯菌や歯周病菌といった細菌が増えます。そして、細菌同士が結びつき、繭のような膜を形成し、バイオフィルムになります。

バイオフィルムは約4～12時間で形成され、時間の経過とともに厚みが増し、病原性が高まります。やがて唾液中の成分と反応し、歯石になると自分では除去できなくなりますが、ここまでには約2日ほどの猶予があります。

1日2回、しっかりみがく！ オーラルケアの基本

オーラルケアは歯ブラシを主軸に、「寝る前」の歯みがきにフロスや歯間ブラシを加えるのが基本。さらに歯周病対策を意識するなら、寝る前に洗口液、口臭予防対策には舌ブラシの併用など、目的に応じて組み合わせる。

朝か夜のケアの前に「いーあー」ストレッチを

朝

歯ブラシで歯みがき

起きたときは口をゆすぎ、朝食後に食べかすが残らないように歯ブラシで念入りに歯みがきを行う。

昼

気になる人はみがいてもOK

昼食後に口臭が気になる人は、短時間の歯みがきで済ませる。口をゆすぐだけでもいい。

寝る前

フロス or 歯間ブラシ

▼

歯ブラシで歯みがき

寝る前の歯みがきは1日の中で最も重要。フロスや歯間ブラシを使ってから歯ブラシでみがく。

バイオフィルムが病原性を持たないうちに落とす習慣をつけるというのが、1日の歯みがき回数の考え方です。つまり、朝きちんとみがいていれば、昼食後に歯をみがかなくても、夜で挽回できます。この考え方が一般的になってきました。そのため、1日3回漫然と歯みがきをするというよりも、重要度を理解したケアに変える発想を。

寝る前にしっかり歯についた汚れを落とせば、細菌の増殖を最小限に抑えることもできます。

汚れが取れるうえ、フッ化物も残る

フロスや歯間ブラシは、歯ブラシ〝前〟がいい

虫歯菌や歯周病菌の温床であるバイオフィルムを除去するには、毎日の歯ブラシだけでは不十分です。歯ブラシだけでは歯の汚れのうち6～7割しか落とせていないというデータがあります＊。しっかり落とすには、デンタルフロスや歯間ブラシが必要です。併用すれば、8～9割落とすことができるはずです＊。

そのため、「寝る前」の歯みがきでは、フロスや歯間ブラシをぜひ併用してください。歯ブラシでのブラッシングのあとに使っている方が多いと思いますが、その順序を変えて、**ブラッシングの〝前〟にフロスや歯間ブラシを使って、**歯と歯の隙間の汚れを念入りに取り除くことをお勧めしています。

必ずしも〝前〟でなくてはならないというわけではありません。とにかくフロスや歯間ブラシを使うことが大切なのですが、使うならば〝前〟のほうが効率が良いというデータが出ているのです。

左のグラフの研究結果からわかるように、フロスを使ってから歯みがきをするほう

＊日歯保存誌48(2)272～277,2005

フロスや歯間ブラシを使ってから歯ブラシを

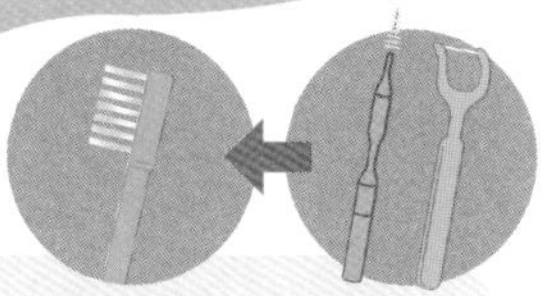

が、歯みがきをしてからフロスを使うよりも、口の中の汚れが減少することがわかっています。さらに、このデータでは、**虫歯予防に効果的なフッ化物が歯間に残りやすい**という結果も出ています。

とはいえ、フロスを先に使うと、あとに使うより汚れが手につきやすいため抵抗があるという方もいらっしゃいます。そういう方は、ブラッシング後でもいいので、ぜひフロスや歯間ブラシを併用してください。

フロス後に歯みがきをしたほうが歯垢が減少しフッ化物濃度が増加

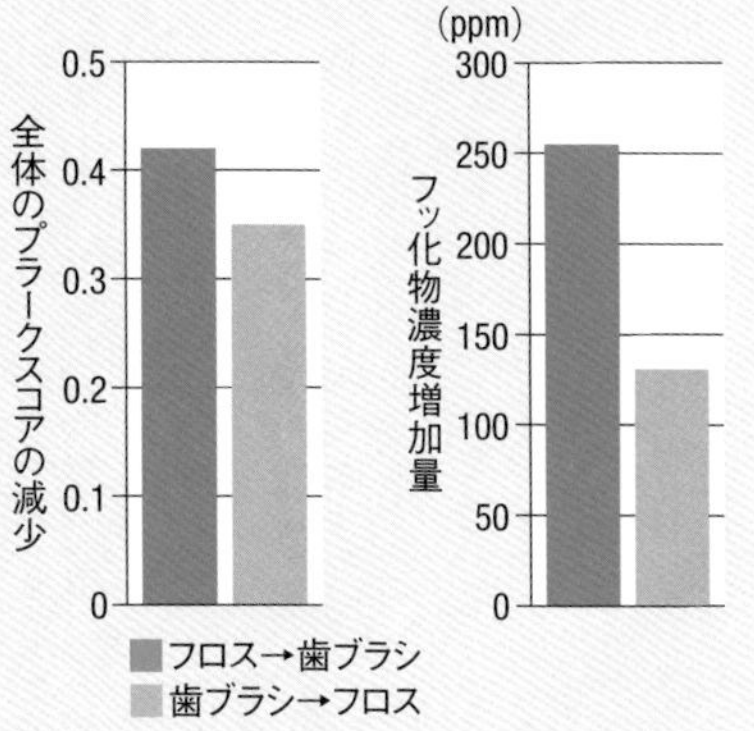

（データ：J Periodontol. 2018 Jul；89（7）：824-832）

歯学部学生25人が、フロス→歯ブラシと、歯ブラシ→フロスの両方を実施して結果を比較。フロス先は、歯ブラシ先よりも、歯間部と全体の歯垢が有意に減少した。しかし、辺縁部の歯垢の減少に差はなかった。また、虫歯の予防効果が高いフッ化物配合の歯みがき剤を使用したが、フロス先は歯ブラシ先よりも、歯間部のフッ化物濃度の増加量が有意に高かった。

歯ブラシは「ふつう」か「やわらかめ」に
みがいた感が強いからと、「かため」は選ばない

みなさんは普段、どんな歯ブラシを使っていますか?

市販の歯ブラシには、さまざまな種類があります。毛の並びが3列や4列のものや、小さなコンパクトヘッドのものがあります。また、商品によって異なりますが、たいていは毛の硬さが「やわらかめ」「ふつう」「かため」の3つのタイプに分かれています。選び方がわからず、適当に選んでいる方が多いかもしれませんが、**歯ブラシは毎日使う私たちの歯のケアの〝パートナー〟**。ぜひ、自分の歯に合ったものを選んでください。

男性はみがいたときの感触で「かため」の毛先を好む印象がありますが、「かため」の毛先で、みがく力が強過ぎると、歯ぐきを傷つけ、痛めてしまうことがあります。歯科医に勧められているものがなければ、**毛先が3列のものかコンパクトヘッドで、毛先の硬さは「ふつう」**を選びましょう。歯ぐきが腫れている場合には、「やわらかめ」がお勧めです。

私たち歯科医や歯科衛生士が患者さんにブラッシング指導をする際は、大きさが2㎝ほどのコンパクトなヘッドで、毛先が平らにそろえられている歯ブラシを最初に勧めます。そのうえで一定期間歯みがきのスキルを確認してから、みがき残しの程度などによって歯ブラシのタイプを変えることもあります。

歯ブラシは月に一度、決まった日に交換すると決めておくといいでしょう。月に一度の交換ですから、どんどん違う商品を試すのも手です。

なお、**できるだけ短時間で汚れを取りたい場合には、ヘッドが大きく幅広、毛は太くて短いもの**が適しています。慌ただしい朝は、大まかにみがけるこうしたブラシを使ってもかまいません。オーラルケアは、日々ストレスなく続けられることも重要です。しかし、ざっとみがいただけでは取れない歯と歯の隙間や歯周ポケットの中に潜むバイオフィルムを破壊するには、ブラシの毛先で細部へ到達することが必要になります。そのためには、ヘッドが小さく、毛先が細いタイプで隅々まで丁寧に届かせる必要があります。せめて夜だけはこういったタイプで頑張ってみがいてください。

バイオフィルムは時間が経てば経つほど病原性を発揮しますから1日1回は口内をリセットするイメージです。今日の汚れを明日に持ち越さない心がけが、10年後の「健口」をつくります。

正しい選び方
6つのポイント

毎日の歯みがきで大切なのは、
食べかすなどの歯に付着した汚れをしっかり落とし、
バイオフィルムをつくらせないこと。
それには、一人ひとりに合った歯ブラシ選びが重要。
今の自分の歯ブラシを見直してみよう。

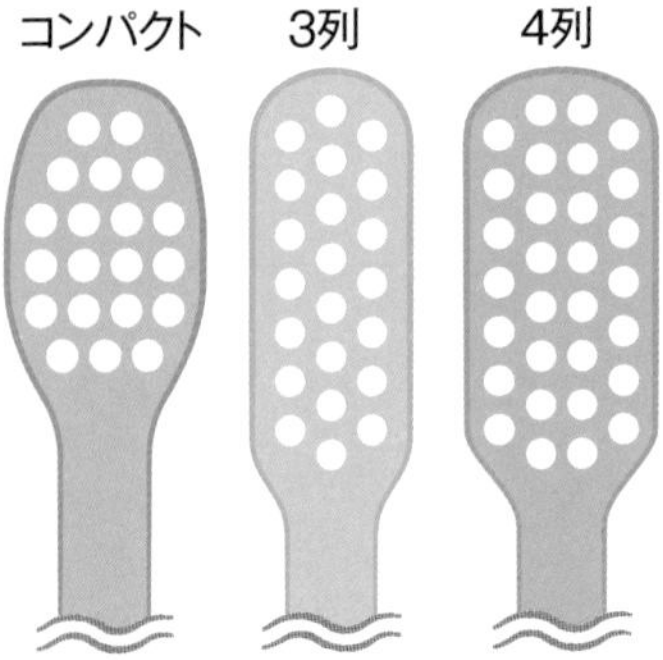

3 3列が一般的 4列は効率がいいが、みがきにくいところも

毛の並びは、3列と4列が主流。コンパクトヘッドもある。コンパクトや3列はヘッドが小さい分、小回りが利き、歯と歯ぐきの境目を丁寧にみがける。一方、4列は歯面の広範囲が一気にみがけ、時間は短縮できるが、届きにくい部分がある。

4 毛先は直線型に。工夫したタイプも

毛先は「直線型」がスタンダードで良い。先端の毛が細くなっているタイプは歯間や歯ぐきの細部へ届きやすく、力を入れずにみがける人に向く。太さが異なる毛を組み合わせたタイプは横みがきでも比較的汚れが落とせるので、小刻みなみがき方ができない人に向く。

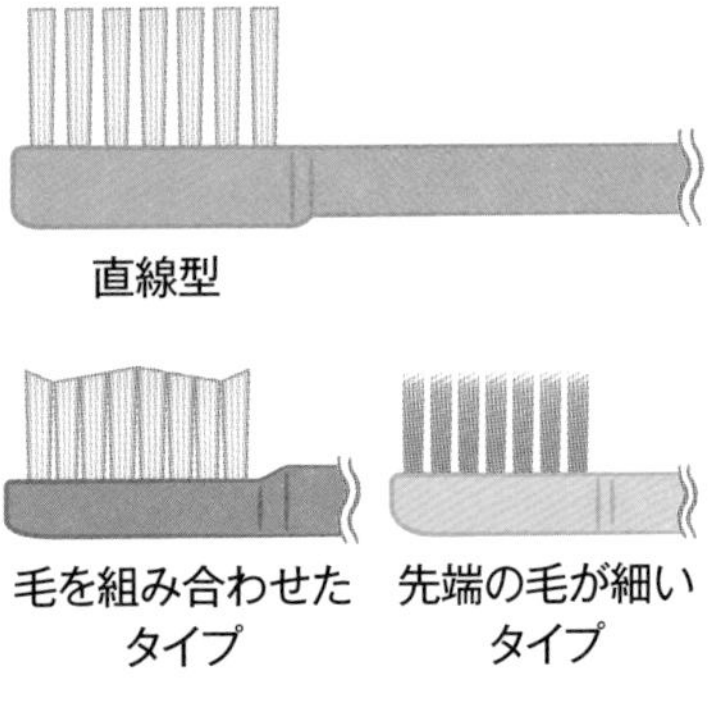

歯ブラシの

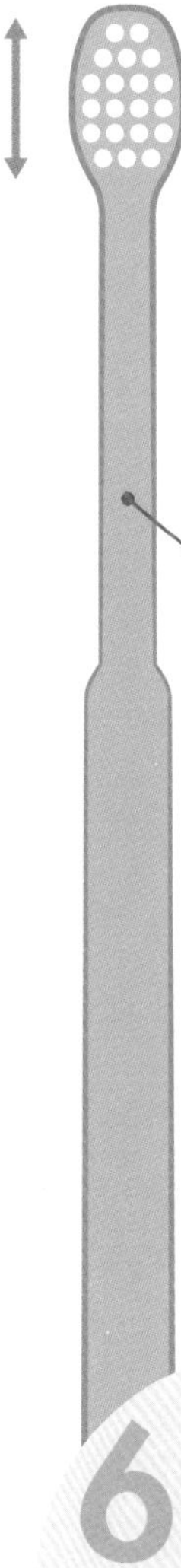

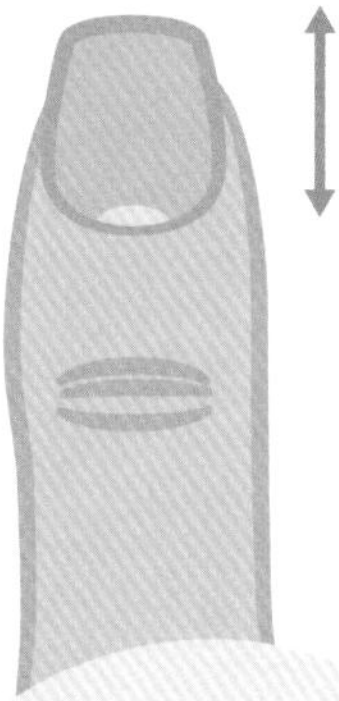

1 ヘッドは親指の爪の長さが目安

自分の親指の爪の大きさを目安に、歯ブラシのヘッドを選ぶようにする。女性の場合、爪を基準にすると「コンパクトヘッド」になることが多い。

2 柄は直線タイプでいい

柄は「直線タイプ」と「カーブタイプ」が一般的だが、鉛筆持ちでみがける人は、直線タイプの形状のほうが動かしやすい。

5 毛は「ふつう」を。硬いと傷つける場合がある

市販のほとんどの歯ブラシの毛はナイロン製。毛の硬さは「やわらかめ」「ふつう」「かため」の3つのタイプがあるが、「ふつう」を選ぶ。ブラッシングが強めの人は「かため」だと歯や歯ぐきを傷つける場合も。「やわらかめ」は、歯ぐきが腫れて炎症が起きているときや知覚過敏がある場合に向く。

6 1カ月に1回交換

一般に毛先が開いたら交換時期とされているが、毎月1日を交換の日などと決め、1カ月に1回交換するといい。

ここでおさらい！
歯みがきの正しい順序

歯みがきは一筆書きで！
この順番でみがくと
みがき残しが少ない

毎回の歯みがきはみがく順番を決め、
それを習慣にするといい。
一筆書きのように上の歯の表側の右→前→左、
上の歯の裏側の左→前→右といったようにみがいていく。
咬合面に汚れがたまりやすい人は先に咬合面だけみがくといい。
「利き手側の上下の歯の裏側」はみがき残しが最も多い場所。
右利きならば、右側の上下の歯の裏側がうまくみがけない。
その場所をみがくときは、気に留めておくといい。

持ち方は鉛筆と同じ
歯みがき剤の量は1～2cm

鉛筆を持つときと同じ「ペングリップ」にする。

歯みがき剤は使ったほうがいい。普通のペーストタイプなら1cm程度、ジェルタイプなら1～2cmを目安に。歯にかかる力が150～200ｇになるように、みがく力を調節する。

※フッ化物配合の歯みがき剤
には目安量がある
（詳しくは79ページ）。

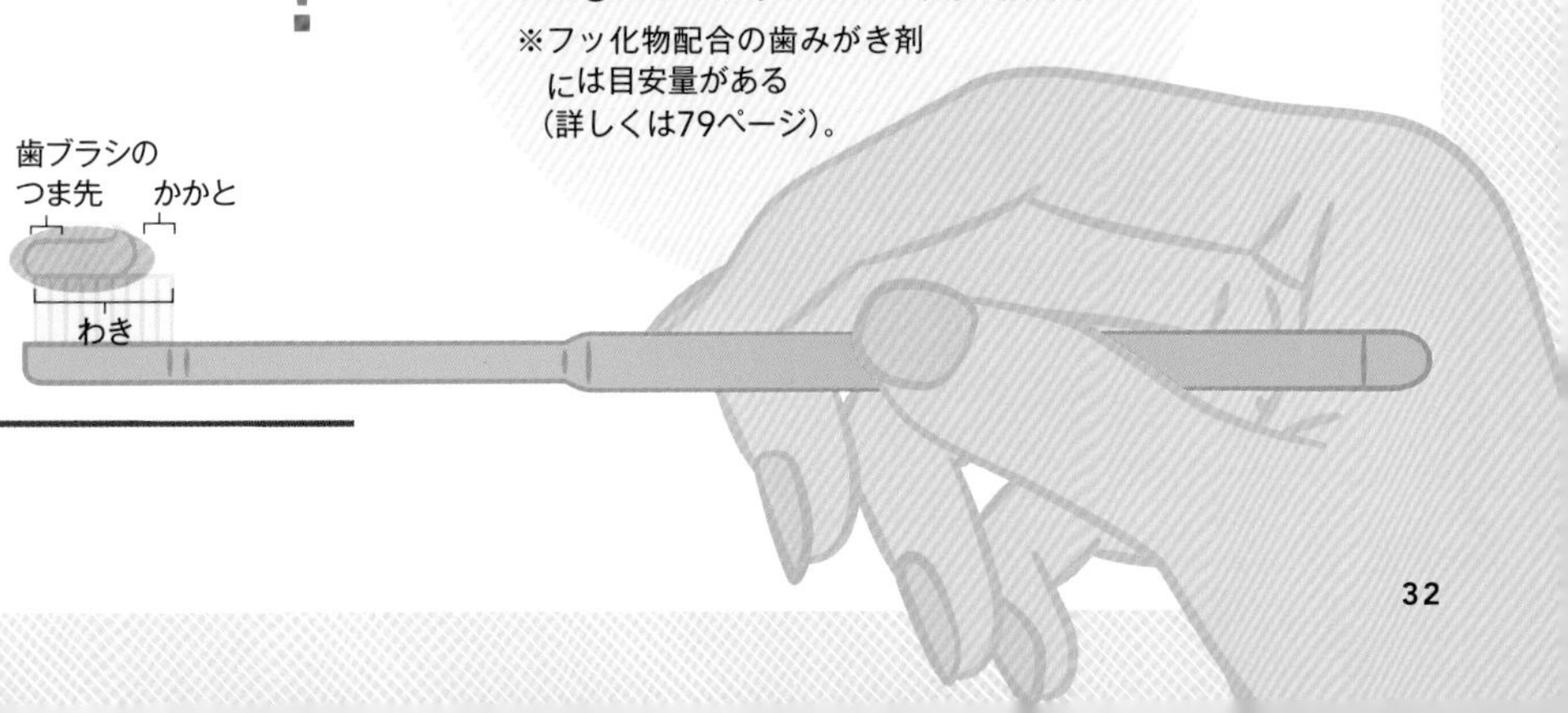

著者の
解説動画で
確認できます。

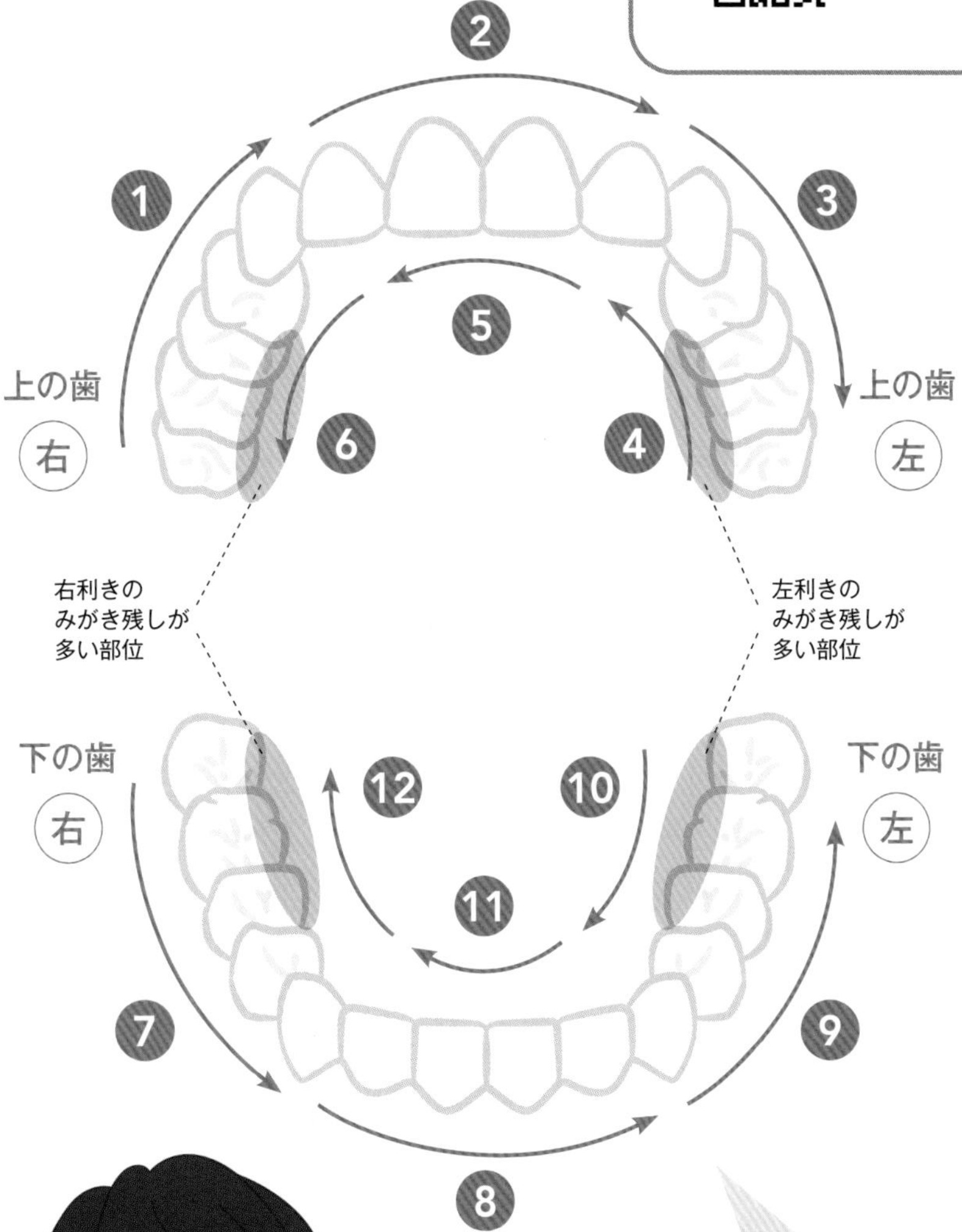

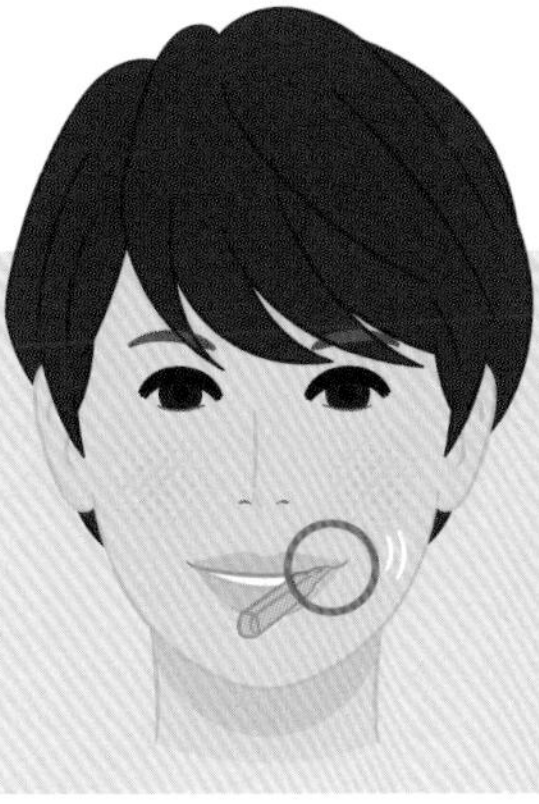

①からみがく 奥歯は口を閉じて

みがき残しをしないように、①から順番に⑫までみがいていく。奥歯をみがくときは、口を開けてみがいてしまうと、ほおが邪魔して歯ブラシが届かないので、左図のように口を閉じ気味でみがく。

「シャカシャカ」「ゴシゴシ」……音がする場合は正しくみがけていない

歯ブラシは鉛筆を持つように持ち、歯にかかる圧が１５０～２００gになるように、みがくと良いとされています。この数字を言われても、さっぱりわからない方も多いのではないでしょうか。量りをお持ちならば、歯ブラシを鉛筆のように持って、量りを押してみましょう。その数値が１５０～２００g程度ということです。一度試してみると、軽く押し当てる程度の力だということがわかるはずです。

そして、歯ブラシの動かし方の基本は、小刻みです。大きく動かすと、歯ブラシの先端が歯と歯の間に入らず、しっかり汚れが取り除けません。２～３㎜程度ずつ小刻みに動かしてください。難しい場合は１本ずつ歯をみがくイメージで行ってください。

実は歯ブラシの音で、きちんとみがけているかがわかります。**良い歯みがき音はブラシを小刻みに「コチョコチョ」と動かすときの音**。自分だけに聞こえる程度の小さな音が理想です。鉛筆持ちで細かく動かすと、そうなります。

反対に、「ゴシゴシ」「シャカシャカ」という音が、横にいる人にまで聞こえるようだ

歯ブラシの動かし方の基本は小刻み

小刻みに

歯ブラシを2～3㎜程度ずつ小刻みに動かしていくことで、歯ブラシの先端が歯と歯の間に入って汚れを効率よく取り除くことができる。

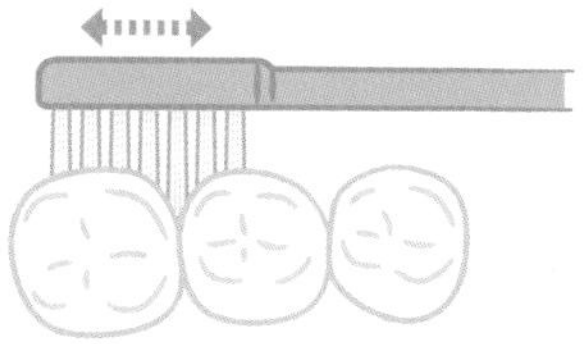

大きく動かすのはNG

歯ブラシを大きく動かしてしまうと、歯ブラシの先端が歯と歯の間に入らないため、その部分にたまった汚れを取り除けない。

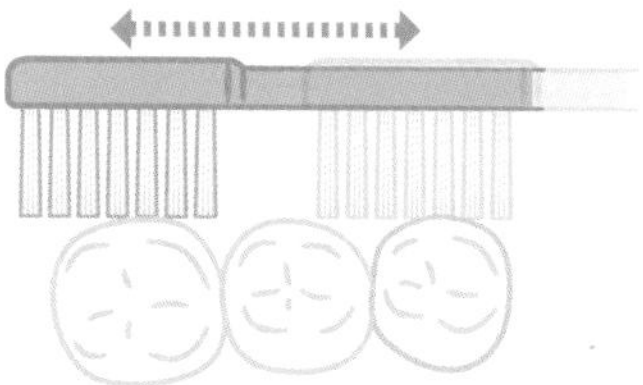

と、力が入りすぎている証拠です。

また、歯ブラシを鉛筆持ちではなく、しっかり握り、前歯に円を描くようにみがく人もいるかもしれません。これは歯の表面をみがくのには適しているかもしれませんが、歯ブラシがまだきちんと持てない子どもなどのためのみがき方です。つまり、小さいころに教わった歯みがきのままということ。これも余計な力が入りがちです。

あまり音を立てないことを意識しながら、丁寧に1本ずつみがくことが大切です。ある程度時間はかかってしまいますが、丁寧にみがいた後のさっぱりした感覚をぜひ覚えておいてもらいたいと思います。

歯ブラシの「かかと」「つま先」を上手に使って

奥歯の内側や前歯の裏側まで届かせよう

歯みがきの基本は、年齢を重ねるとともに重要になってくる**「歯の根元と歯ぐきとの間」**を、**歯ブラシを45度に傾けて、小刻みにみがいていく**ことです。

歯ブラシは、歯のすみずみまで届かせることが重要ですが、当てにくい部分はどうしても汚れが残りがちです。フロスや歯間ブラシは通しさえすれば汚れが取れる一方で、歯ブラシは自分で歯の各部分に届かせなければなりません。そのため、人それぞれ、テクニックに差が出るところです。

最も届いていない部分は、一般に、利き手側の歯の裏側ですが、奥歯の内側や前歯の裏側も届いていないことが多いように思います。

歯ブラシの先を「つま先」、持ち手に近い方を「かかと」といいます。また、全体を「わき」と呼びます。この部分をうまく生かして、みがきにくい部分をすみずみまでみがきます。検診の際、歯科衛生士に特にみがけていない部分を聞いておき、その部分を重点的にみがく意識を持つといいでしょう。

歯ブラシの当て方は場所に応じて変える

歯肉の間は45度で

歯の根元付近と歯肉との間をみがくときは、歯ブラシを45度に傾けてみがく。毛先が歯周ポケットの内部まで届くように意識する。これは主に歯周病対策となる。

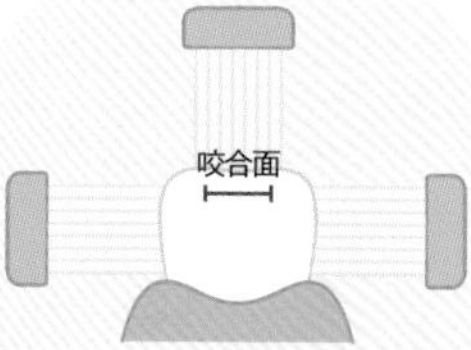

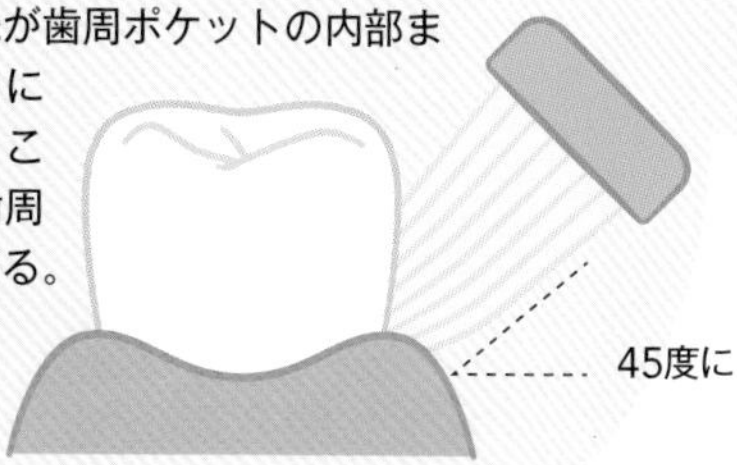

虫歯対策にも重点を置くなら、毛先を表面、裏面、咬合面の3面に対して直角に当てる。

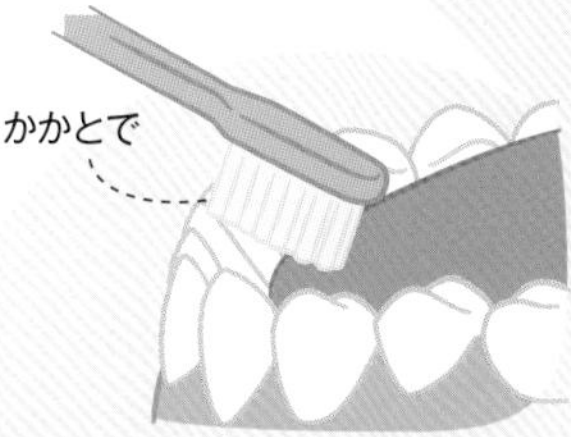

前の裏側は立てて

前歯の裏側をみがくときは、歯ブラシを立てて持ち、歯ブラシの「かかと」の部分を使う。「かかと」を歯に当てて、歯の根元までみがく。

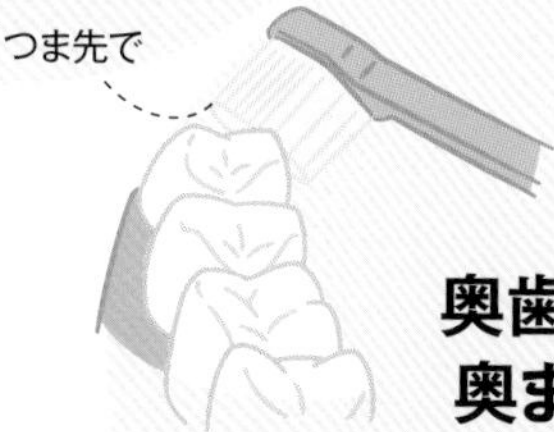

奥歯の内側は奥まで当てる

奥歯の内側をみがくときは、歯ブラシの「つま先」の部分を使って、歯の側面に沿って後ろ側まで回りこむようにしてみがく。

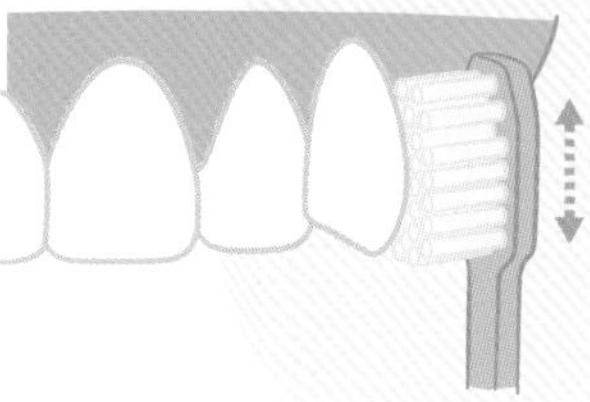

歯並びの悪いところは立ててみがく

歯並びがそろっていない部分は、みがき残しが出やすい。歯ブラシを立てて持ち、歯の出っ張りやくぼみに沿うように、歯の「わき」を使ってみがく。

フロスと歯間ブラシは、「歯の隙間の大きさ」で選ぶ

フロスは「ワックスあり」から試そう

米国では１９９０年代に、〝Ｆｌｏｓｓ ｏｒ Ｄｉｅ〟というキャンペーンが展開されました。日本語に訳すと〝フロスをしなければ死ぬ〟。つまり、フロスで口の中をきれいに保たないと、歯周病など、命に関わる疾患につながるということです。キャンペーンによって、米国ではフロスが広く周知され、歯間の汚れをしっかり取り除くケアが徹底されました。日本では、最近になってようやくフロスや歯間ブラシを使う人が増えてきました。

バイオフィルムは徐々に厚みを増して病原性も高くなります。そうなる前に、１日１回、

歯ぐきが引き締まった人向け
「ワックスあり」から選ぶ

フロス

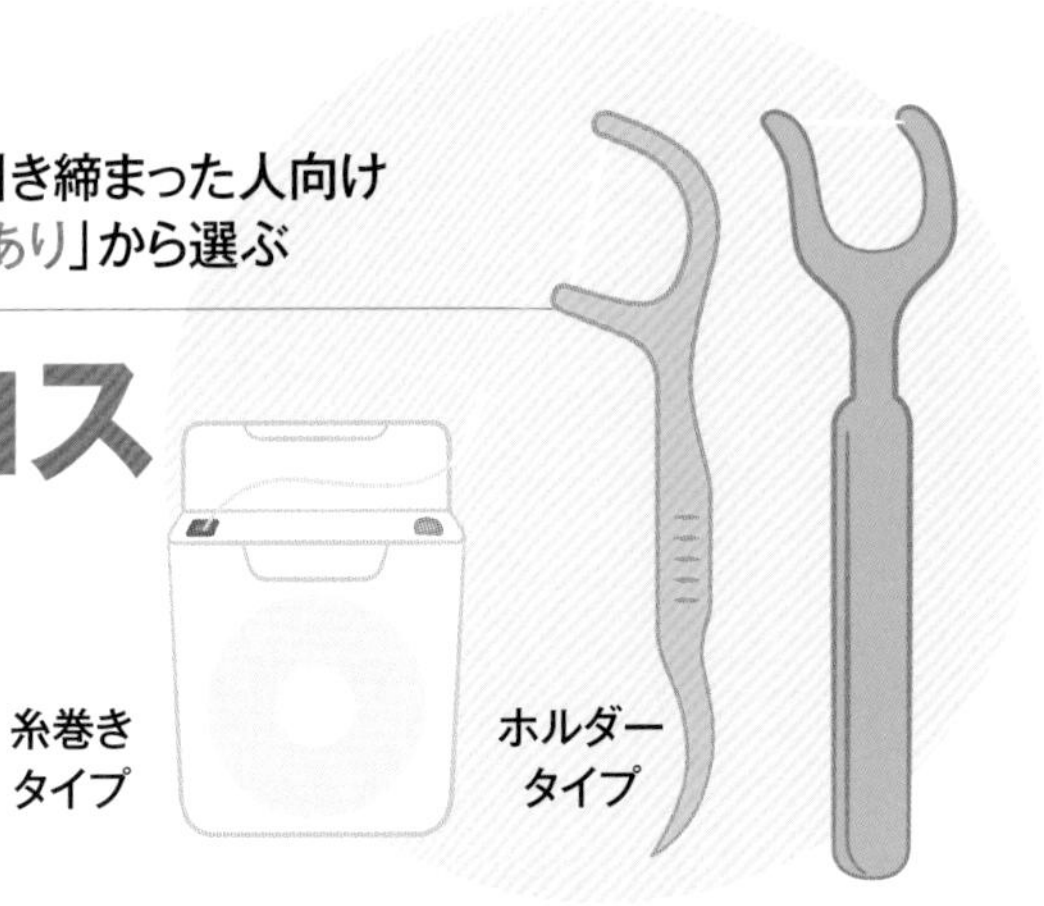

糸巻きタイプとホルダータイプがあり、どちらも使い捨て。糸巻きタイプは必要な長さに切って使えるので経済的。ホルダータイプは1回ごとに替えるので割高になる。糸の種類は、歯間に入れやすいワックスタイプと、汚れがよく落ちるノンワックスタイプがある。

寝る前にフロスを使って、歯間の汚れやバイオフィルムを除去することが大切です。フロスと歯間ブラシのどちらを使うか迷ったときは、歯と歯の隙間の大きさで判断しましょう。**歯ぐきが引き締まっている人は、歯間ブラシだとすき間に入りにくいので、フロスが向いています。**加齢とともに歯ぐきが下がり、**歯の根元に三角形のすき間が空いてきたら、歯間ブラシを選びましょう。**

2つの違いを簡単に説明しておきましょう。フロスは細い繊維が寄り合わさっていて、歯間の汚れを絡め取ってくれるもので、使い捨てです。歯間ブラシは針金やナイロン毛などがありますが、使用後に洗って1～2週間使えます。使い方にも多少違いがあります。次ページから詳しく説明します。

歯間が広がる40代以降に
小さいサイズから試そう

歯間ブラシ

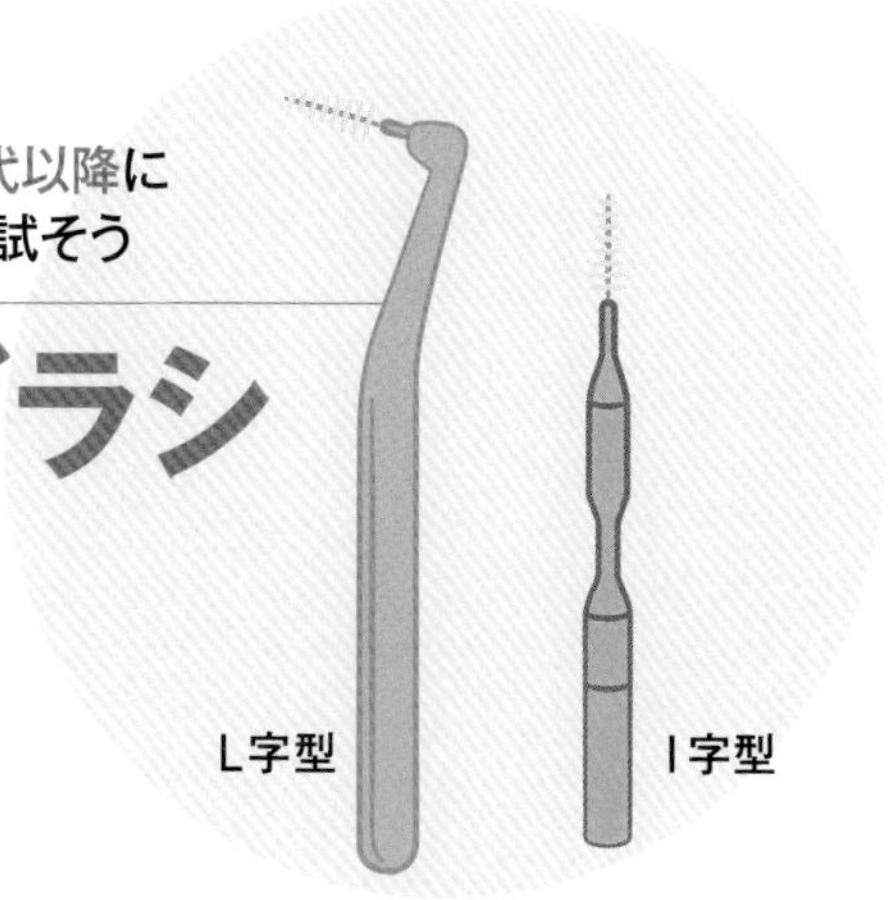

ブラシ部分は、針金とナイロン毛のもの、ゴム製のものがある。ブラシの太さは６種類ほど。歯のすき間に合ったサイズを選ぶ。持ち手は直線のＩ字型や屈曲したＬ字型などがある。使用後は水洗いして約1～2週間使用でき、ブラシの毛が乱れたら交換する。

フロスの正しい使い方

フロスの通し方の順序

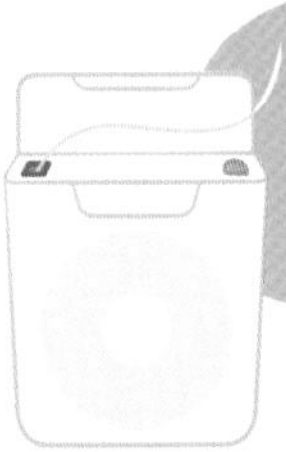

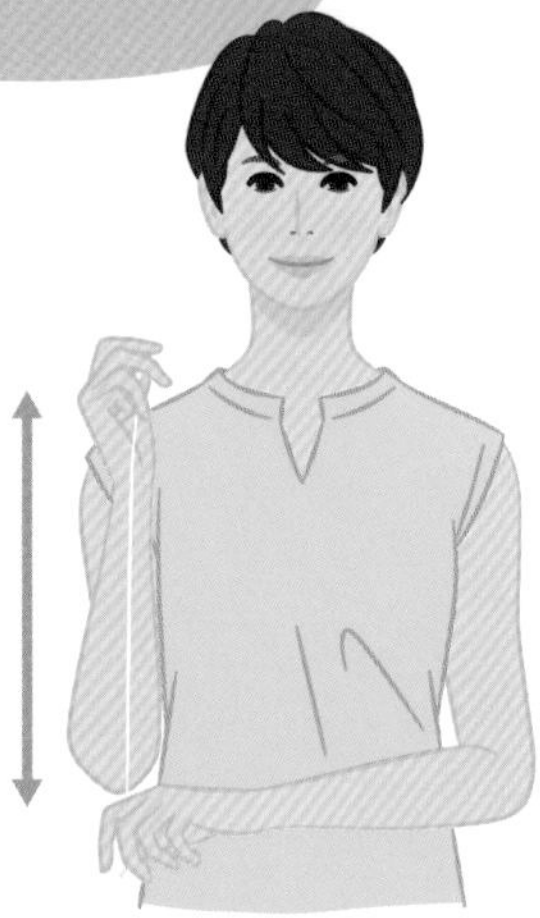

1

ロールタイプのフロスはひじぐらいまでの長さ

１回に使うのは約30㎝。指先からひじまでの長さを目安にする。１本で上の歯を全部きれいにできる。下の歯に通すときは、また新しくフロスを切って使う。

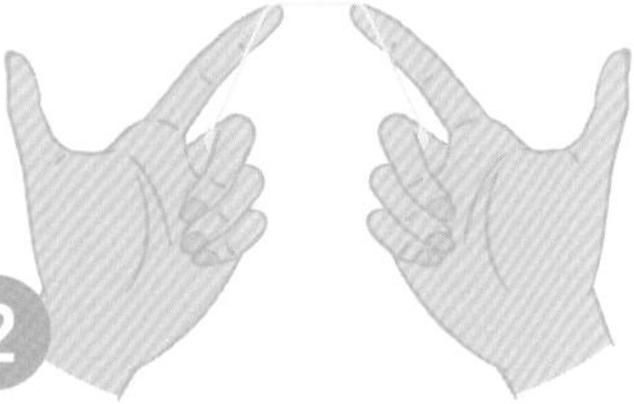

2

基本の手の持ち方指で固定しながら

必要な長さに切ったフロスを両手の中指に２、３回巻き付ける。両指の間は10～15㎝ほどにする。さらに両手の人さし指を立てて、フロスがピンと張った状態にする。

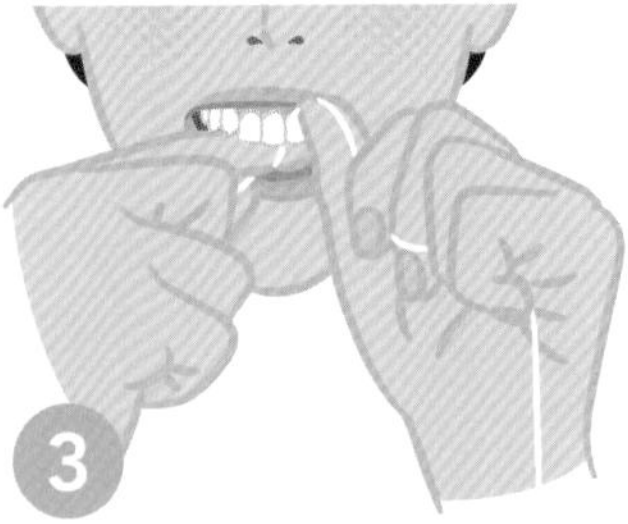

3

歯ブラシと同じ順序で行う

歯ブラシと同じように、上の右の奥歯から前、左へというように順番に全部の歯間に入れる。

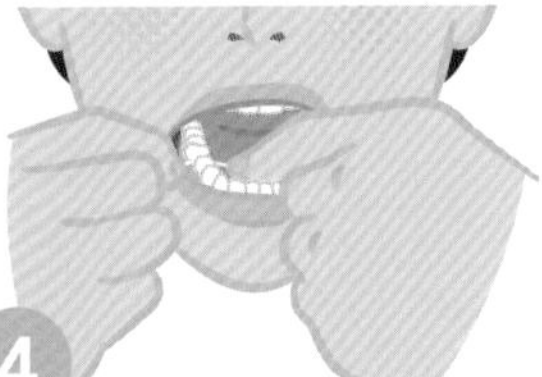

4

使用した部分は巻き、通していく

上が終われば下の歯へ。次の歯間に移るときは、使用した部分を指に巻き、新しい部分を出す。

著者の解説動画で確認できます。

フロスの動かし方のポイント

上から入れて下まで入れて出す

上から通して下まで入れ、歯のカーブに沿って前後に動かしながら、上まで移動して出す。

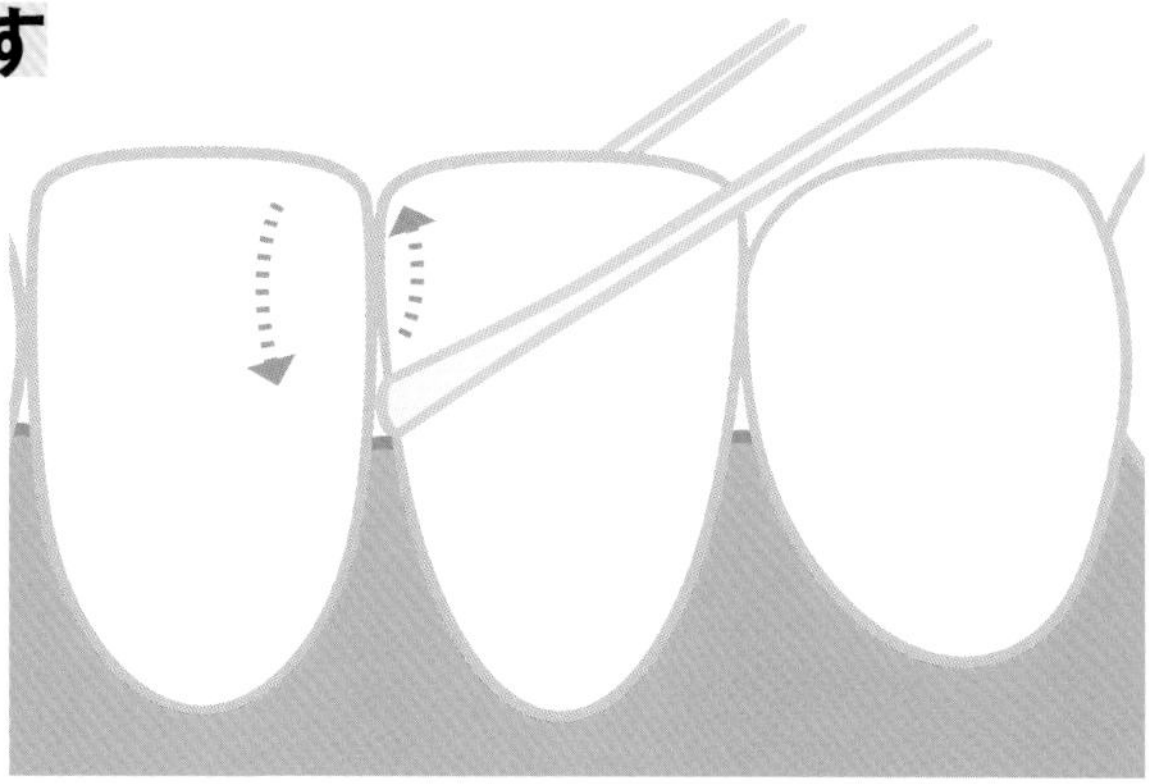

インプラントの場合、ワックスありはNG スーパーフロスを使う

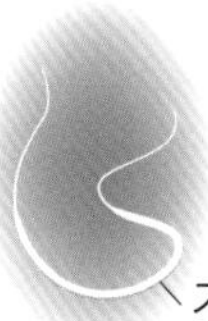

インプラントと歯ぐきの間は、隙間があるため、汚れがたまりやすい。ワックスタイプのフロスを使うと、ワックスがインプラントに悪影響を及ぼすので、スーパーフロスを使う。両端のフロスの部分が硬いため、歯と歯ぐきの間を通しやすく、中央部のスポンジが汚れをからめとってくれる。

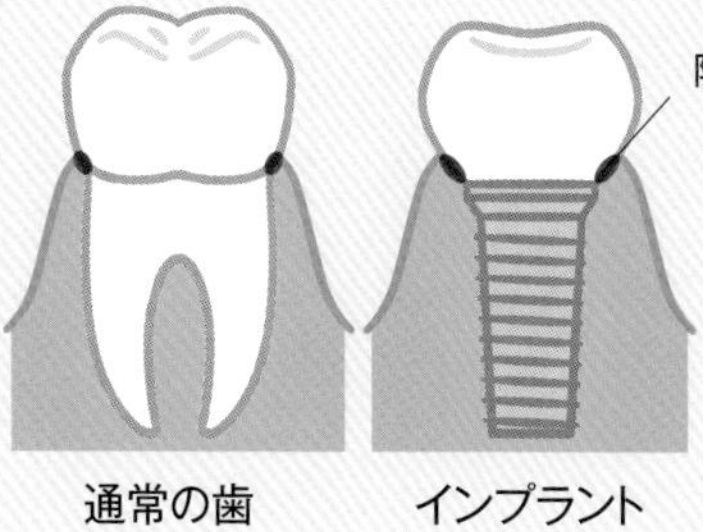

テクニックいらずの歯間ケア

フロスと歯間ブラシは動かし方に違い

フロスも歯間ブラシも、通しさえすれば、汚れが取れるというメリットがあります。ただ、通し方にはほんの少し違いがあります。

フロスは、歯間に上から通して下まで入れると、歯のカーブに沿って前後に動かしながら上まで移動します。一方、歯間ブラシは、歯の根元の三角形の隙間に入れると、前後に２～３回動かすだけです。

電動歯ブラシを使っていれば、フロスや歯間ブラシが不要だと思っている方もいますが、**電動歯ブラシでも歯と歯の隙間はみがけないので、併用が必要**です。また、インプラントが入っている人は、一般的なフロスや歯間ブラシに加えて、歯の状況に応じた専用のツールが必要です。

フロスや歯間ブラシを使っているときに、歯ぐきから出血することがありますが、この出血はなんらかの異物を除去しようとする体のサインです。日ごろからフロスや歯間ブラシを使っていれば、早い段階から歯周病などのトラブルに気づけます。

歯間ブラシの正しい使い方

歯間ブラシの動かし方のポイント

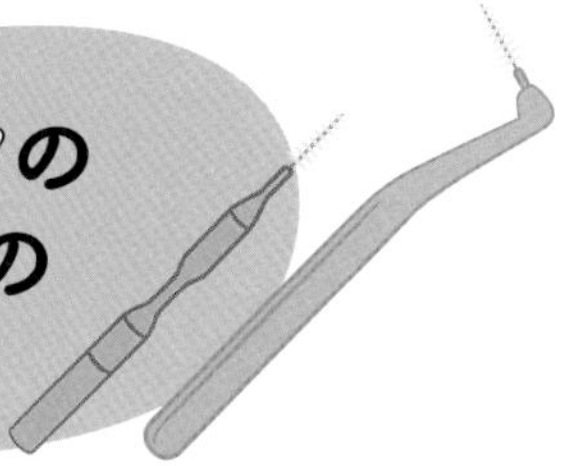

歯間に入れたら前後に動かすのみ

歯の根元の三角形の隙間に、歯ぐきと平行に入れて、前後に2～3回動かす。上下には動かさない。

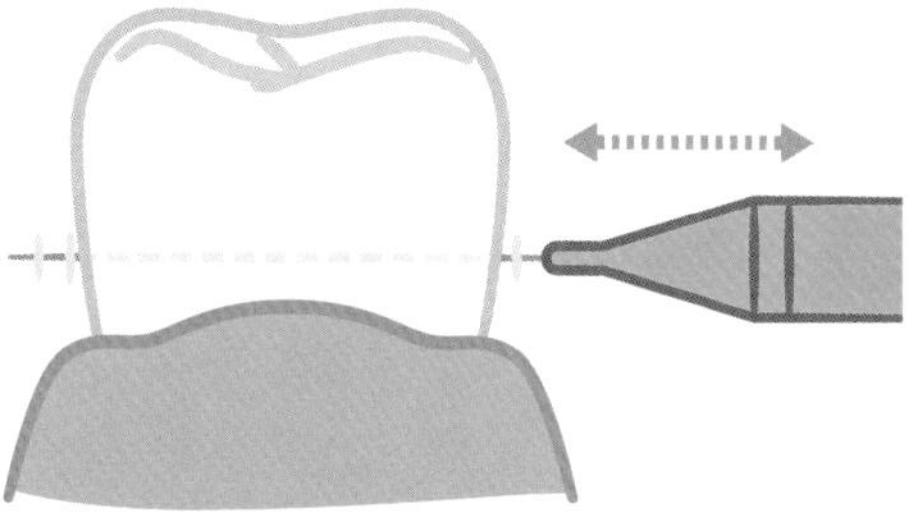

奥歯にはI字型は曲げてL字型なら便利

イラストのようにL字型はそのまま入れられるがI字型のブラシを奥歯に入れるときは、先端の針金部分を曲げると入れやすい。

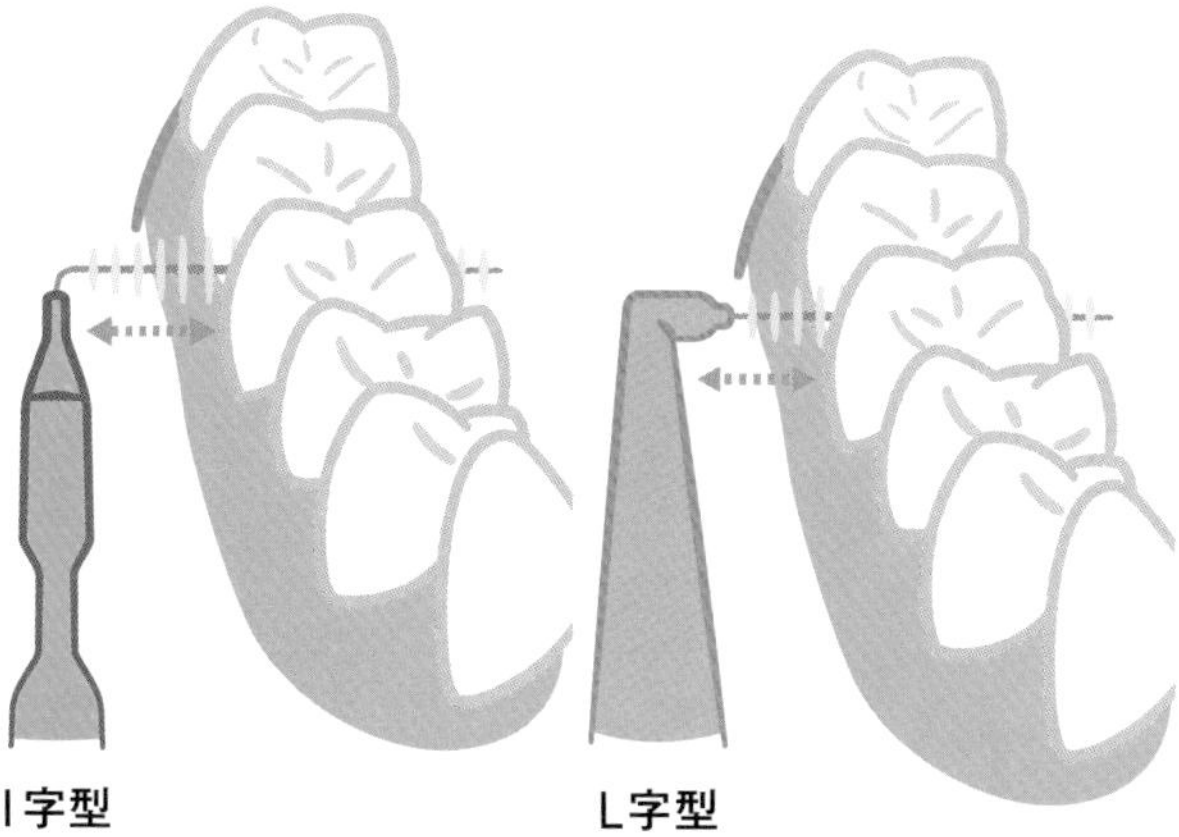

口の中をキレイに、老化予防にも…〝うがいの力〟を知ろう

高速のぶくぶくうがいは「口のトレーニング」に

うがいには2種類あります。帰宅後にのどの洗浄を目的に行う「がらがらうがい」と、口をゆすぐ「ぶくぶくうがい」です。みなさん、歯みがき後に「ぶくぶくうがい」を必ず行っていると思います。もっとも、漫然と行っている方が多いのではないでしょうか。ウオーキングが、ただゆっくり歩くよりも速歩きしてこそ健康効果が高いとされるように、**うがいも「高速で行うこと」が大切**です。

口腔がんの術後や、外傷などで口腔機能が低下した患者さんの治療やリハビリを大学病院で担当しているなかで特に重要性を感じたのが「うがい」です。

機能が衰え、ゆすぐ力が弱いと汚れはたまりやすくなります。口まわりの動きと衛生状態は密接だと実感し、もっとうがいに関心を持ってもらえるように「高速ぶくぶくうがい」で、うがいの啓発活動を行っています。

これは、少量の水を含み、高速で勢いよく行ううがいです。習慣化すれば、口の中をキレイに保ちやすくなるだけでなく、口まわりの老化予防にも効果が期待できます。

このうがいの効果を、詳しく紹介しましょう。

一つは口の中に残った汚れを、このうがいによる強い水圧で落とすこと。口の中に食べかすがあると細菌が繁殖し、虫歯や歯周病の原因であるバイオフィルム（歯垢や歯石）がつくられます。一度形成されたバイオフィルムは歯ブラシなどを使って機械的にこそげ落とす必要がありますが、食べかすを残さないことでリスクを減らそうという狙いです。

また、間食時に糖質を含む甘い飲食物をとると口の中が一時的に酸性に傾き、虫歯リスクが高まります。すぐに歯ブラシができないときでも、うがいで口の中が中和されるメリットは知っておいて損はないでしょう。

もう一つは、素早いうがいの動作で口まわりの筋肉が強化されることです。

ぶくぶくの動きは口まわりの筋肉が疲れるぐらいが効果的。筋トレ効果で、ほうれい線やフェイスラインのたるみが改善したという声を多くの女性からいただきました。

高齢者にとってもうがいは重要です。歯ブラシで汚れを取っても、ゆすげなければ口内にとどまってしまいます。こうした汚れは誤嚥性肺炎を引き起こす要因になるので注意が必要です。

歯みがき後のうがいをぜひこの「高速ぶくぶくうがい」に変えてみてください

7秒間に10回を目指して、高速で「ぶくぶく」

起床時や緊張時の口臭対策にもなる

この「うがい」のやり方のポイントは、水を口に含み、**10回、口をぶくぶくと速く強く動かすことです**。速ければ速いほどいいのですが、まずは7秒ほどで10回を目指してください。

姿勢は、水圧の効果を得やすいように、前かがみにならず、背すじを伸ばします。水の量は多すぎると口を動かしにくいので、30㎖程度の少量が目安です。**最大のメリットは、いつでもどこでも水さえあればできること**。歯みがきの際はもちろん、飲食後すぐにゆすぐだけで口の中をキレイにし、口まわりを鍛えられます。起床時や、緊張などで口が乾く場面では生理的な口臭を招きやすいのですが、このタイミングでのうがいは口臭対策の面でも役立ちます。

また、目的に応じて「洗口液」を使って行ってもかまいません。市販の洗口液には、口内浄化や口臭予防に役立つ成分が含まれています。ただ、フッ化物配合の歯みがき剤の効果を最大限に得たい場合はポイントがあります（詳しくは78ページ）。

著者の
解説動画を
確認できます。

まずはここから!

口の中をキレイにし、口の老化予防に役立つ「高速ぶくぶくうがい」の基本

素早く行ううがいだから、口の中に強い水流が作られ、
口の中の汚れが取れやすい。口をしっかり動かすため、
口輪筋や舌筋などの口まわりのトレーニングにも。

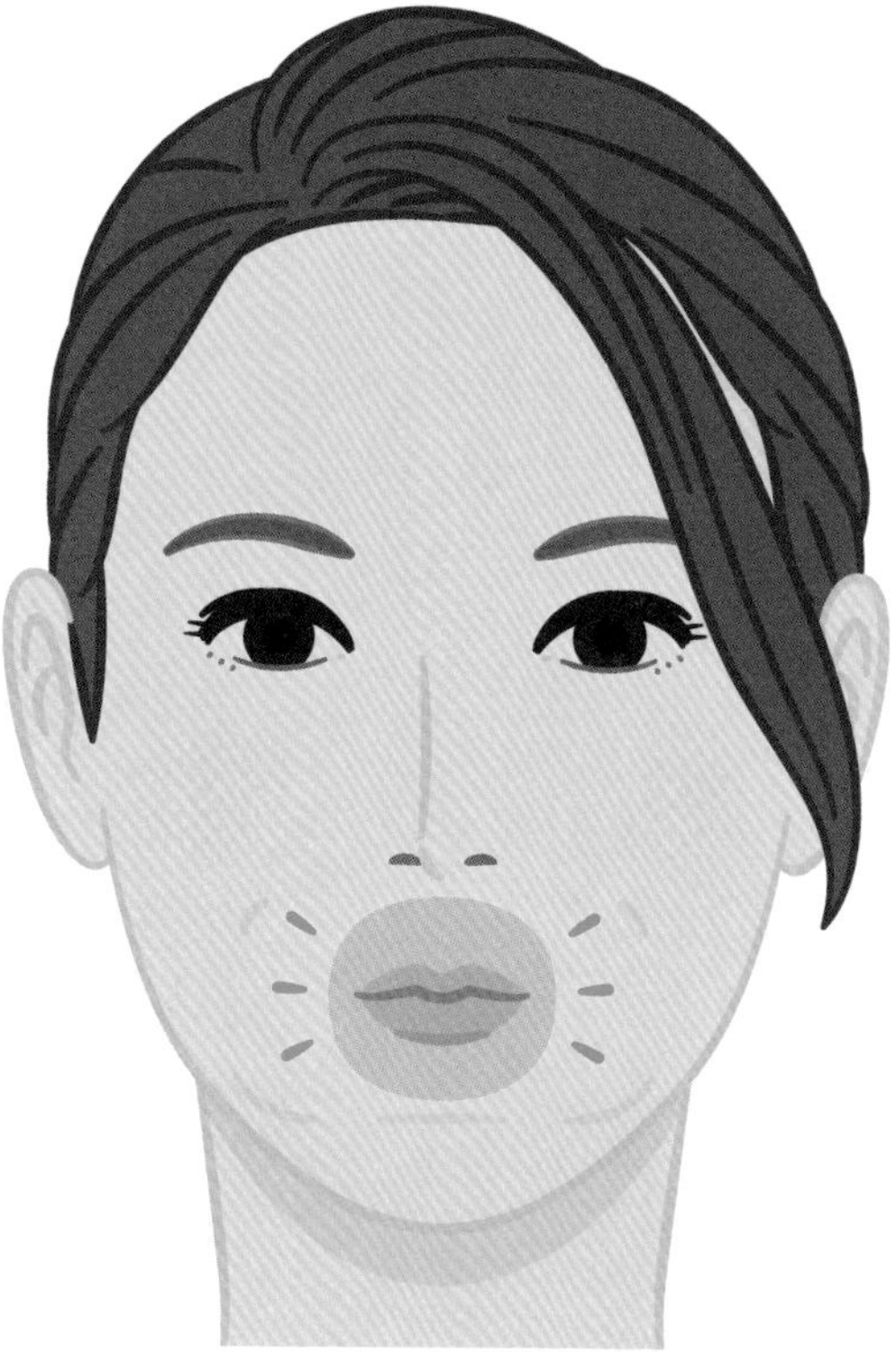

含んだ水は舌の上にのせて口を閉じる。上下の前歯に水をぶつけるように、口をぶくぶくと10回できるだけ速く強く動かして、水を吐き出す。

用意するのはこれだけ

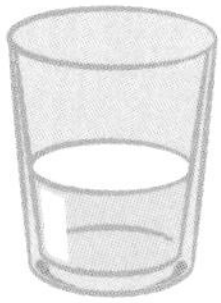

水を30ml

常温の水またはぬるま湯を用意。水の量は、口をしっかり動かしやすい30mlほどが最適。目的に応じて「洗口液」を使ってもいい。アルコールなどの刺激が強い場合は水で薄めてもかまわない。「液体歯みがき」はブラッシングを併用する必要があるので、購入時はよくパッケージを見て選ぼう。

行うといいタイミングは…

いつでもどこでも、飲食のたびに行ってOK。また、水を含まないで行う『エアうがい』はトレーニングになる。

なったら
速でぶくぶくを

最も簡単な「前でぶくぶく」ができるようになったら、上や下、左や右など、水の位置を変えてみよう。最初は難しく、口から水が出てしまうかもしれない。そのときは、人さし指で唇を押さえておこう。

上

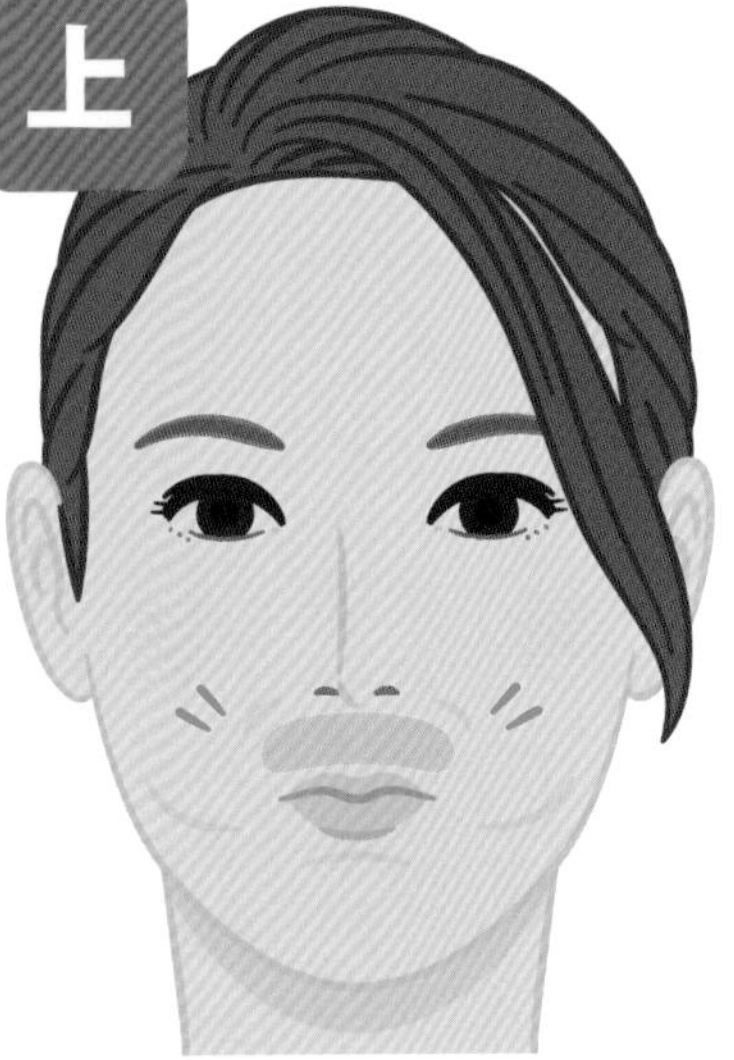

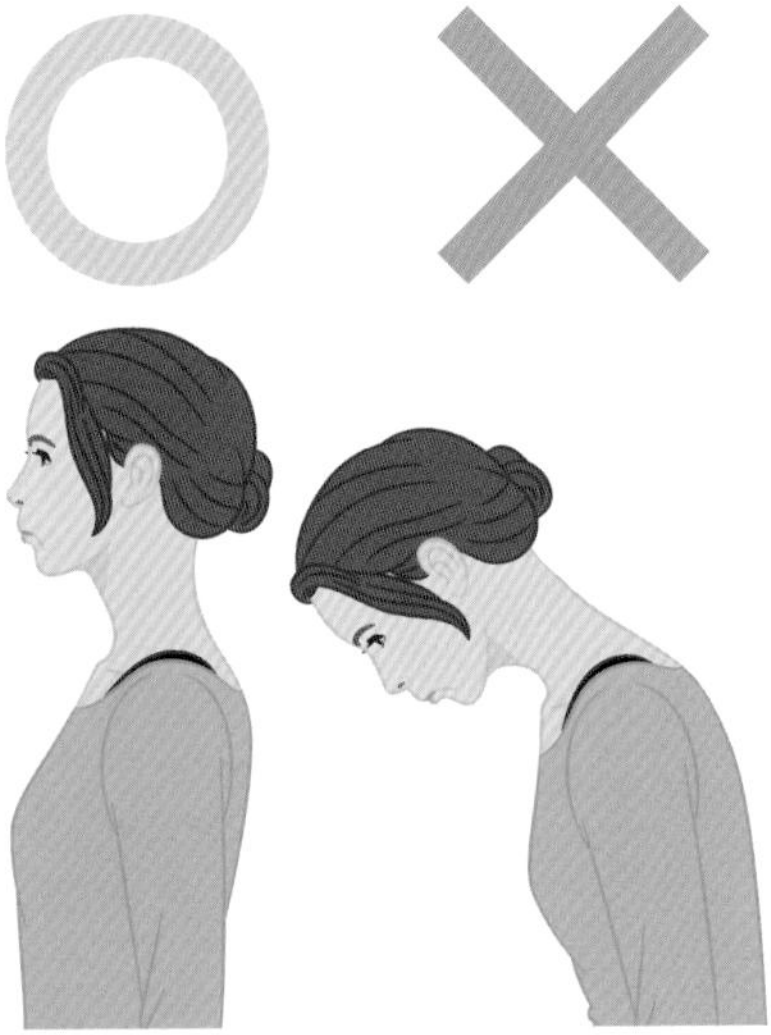

上でぶくぶく

水を口に含んでから、口を軽く閉じる。上の歯の裏側に向かって水を強くぶつけるように、口をぶくぶくと10回素早く動かす。その後、水を吐き出す。

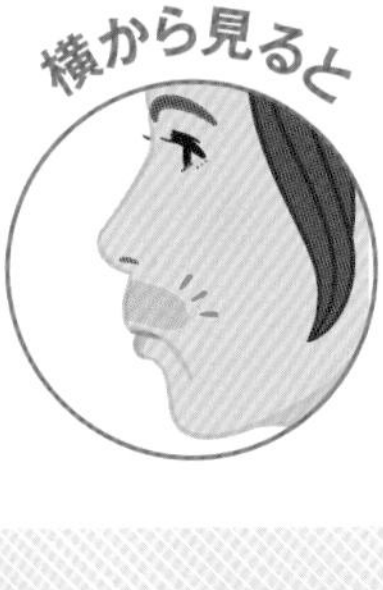

鼻の下が膨らんでくるほどの強さで行う。

背すじは伸ばして前かがみで行わない

通常、口をゆすぐ目的でぶくぶくうがいを行う場合、前かがみで行っている人も多いだろう。このうがいは口まわりのトレーニングも目的とするため、背すじを伸ばして行うのがポイント。

前でぶくぶくができるように
上下左右に高

左右

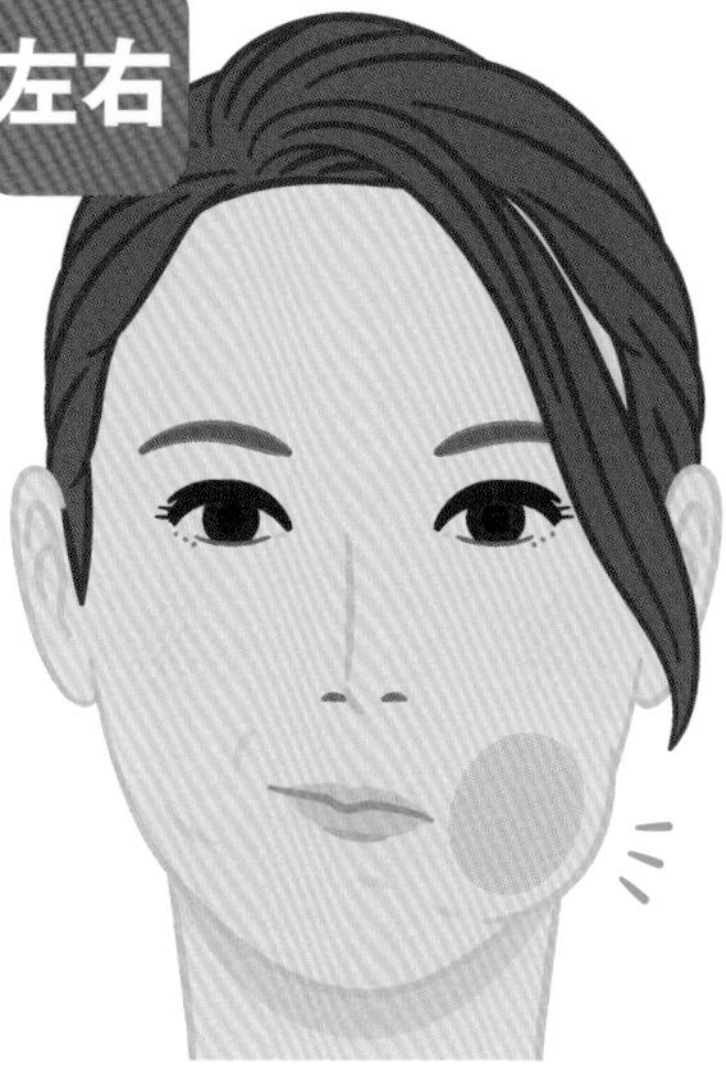

下

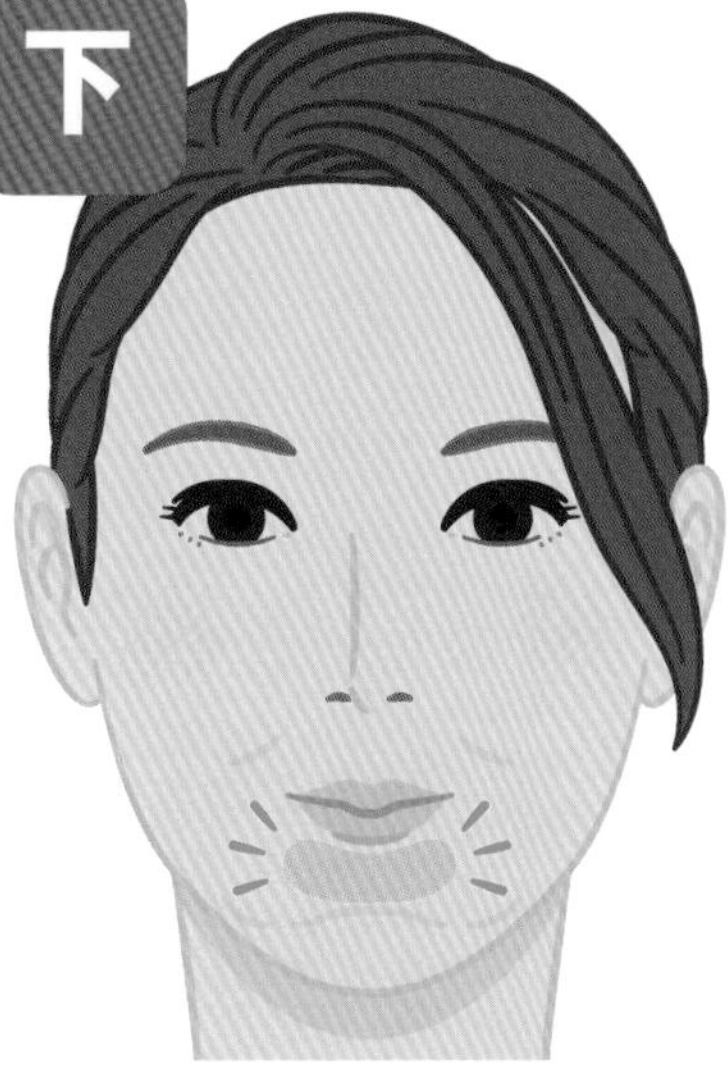

左でぶくぶく 右でぶくぶく

水を含んで口を閉じ、左の奥歯に水を強くぶつけるように、口をぶくぶくと10回素早く動かし、水を吐き出す。右側も同様に行う。首を上下左右に傾けてうがいをすれば、口まわりの筋肉をさらに刺激する。最後に天井を向いてがらがらうがいをする。

下でぶくぶく

水を口に含んでから、口を軽く閉じる。下の歯の裏側に向かって水を強くぶつけるように、口をぶくぶくと10回素早く動かす。その後、水を吐き出す。

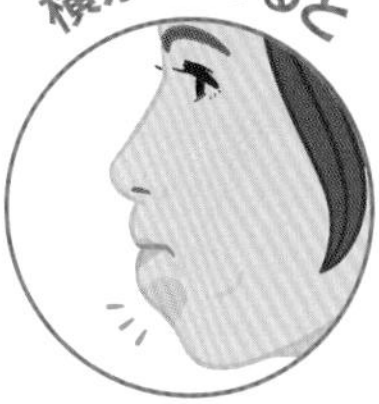

唇の下が膨らんでくるほどの強さで行う。

あると便利！

タフトブラシがあれば

汚れが残りやすい部分もケアできる

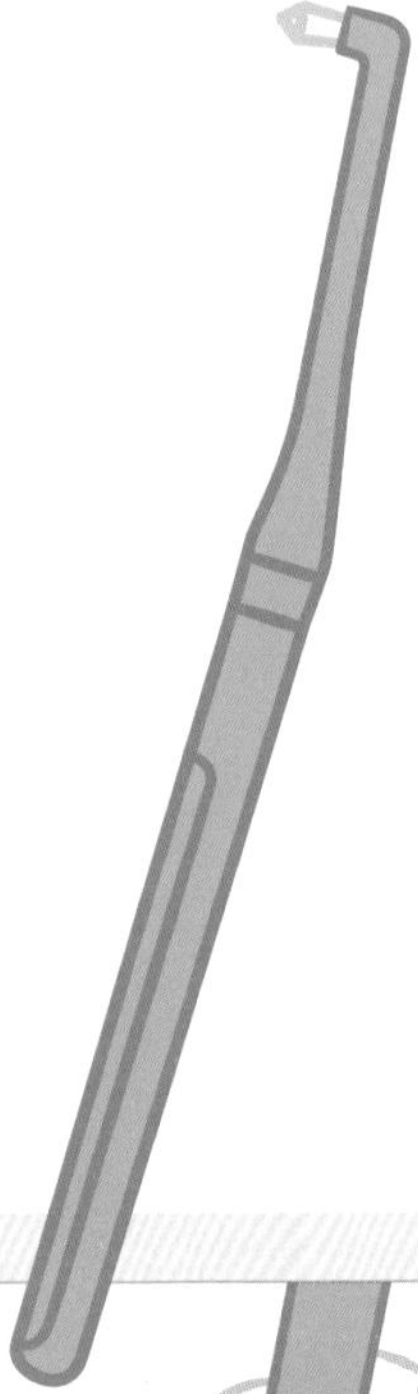

いくら上手に歯ブラシを当てようとしても、歯並びなどの問題で難しい場合がある。そんな人には、タフトブラシがいい。

タフトブラシは、毛先が１つでヘッドが小さい歯ブラシ。普通の歯ブラシでは届きにくい部分をみがくことができる。歯並びの重なった部分や、斜めに生えた親知らずの部分などに使うと効率よく汚れが落とせる。奥歯の奥側などにも向いている。

持ち方は、歯ブラシ同様、鉛筆の持ち方と同じペングリップで。また、使用するのは歯ブラシでの歯みがき後。届きにくい部分や届かなかった部分を確認し、そういった部分だけをみがくのに使うといい。

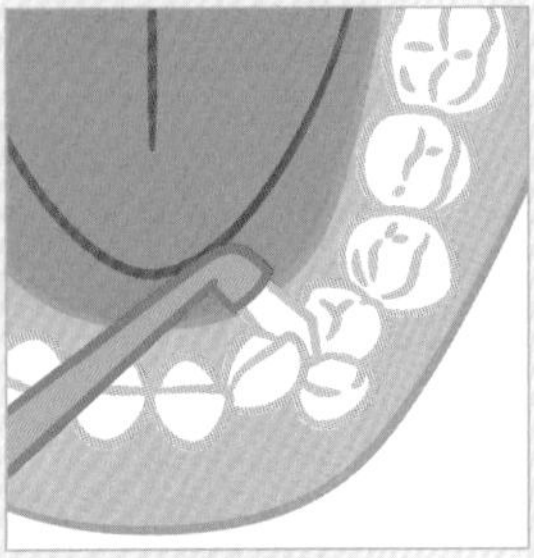

歯並びの悪いところ

重なっている歯の部分は歯ブラシでも歯間ブラシでも届きにくい。タフトブラシが最適。

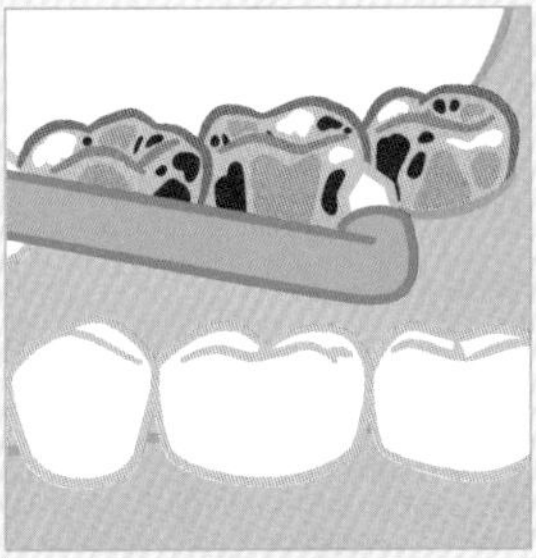

かぶせ物のまわり

かぶせ物と歯の間にも使える。タフトブラシで歯ぐきをなぞるように動かそう。

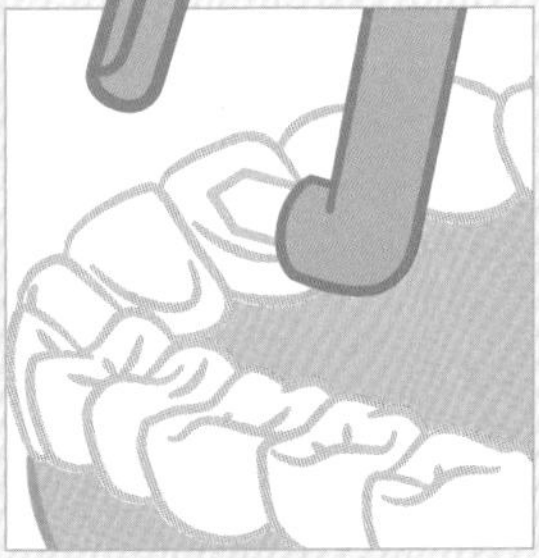

前歯の裏側

前歯の裏は、歯ブラシでも届くものの、タフトブラシならラクに当てられ、汚れを落とせる。

第2章

積極的な歯のケアのために知っておきたいこと

虫歯や歯周病のしくみ、目的別の歯みがき剤の選び方とは

後悔しないよう、
虫歯や歯周病の対策をしっかり行いたい、
もっと歯のしくみを知りたい――
そんな人のために知っておきたい情報をまとめました。

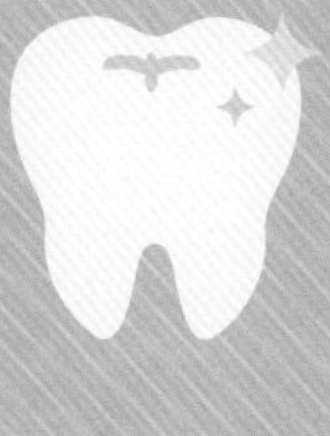

酸に弱い
軟らかい組織
の組み合わせ

歯や歯ぐきのしくみを紹介。
歯のエナメル質、象牙質、セメント質は三硬組織といわれる。
歯の中心には、歯髄という軟らかい歯の神経があり、
歯の外側は、歯肉(歯ぐき)という軟らかい組織で包まれている。

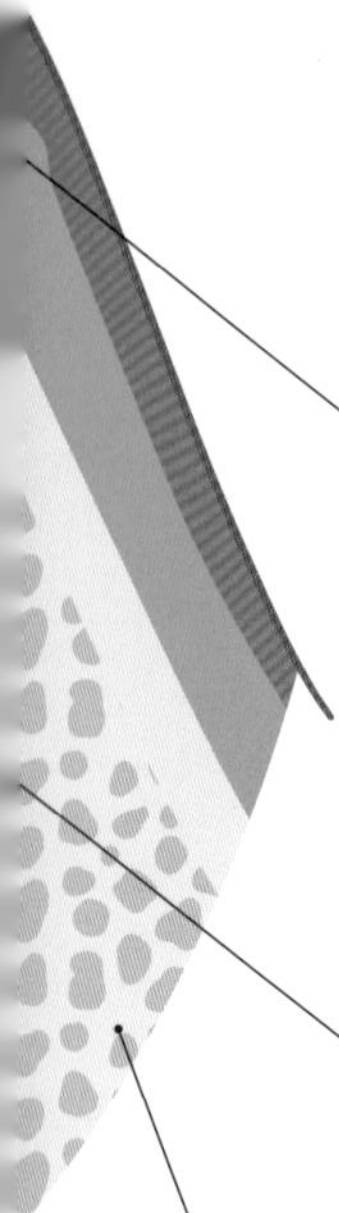

硬い

歯＝三硬組織

人体で最も硬いが酸に弱い

エナメル質

ほとんどがハイドロキシアパタイトというリン酸カルシウムの結晶でできている。人体の中で一番硬い組織だが、酸に弱い。食事のたびに、口の中が酸性に傾くと、エナメル質の表面からごくわずかにリンやカルシウムが溶けだす。これが「脱灰《だっかい》」。だが、唾液などには酸を中和する力があり、それによってリンやカルシウムが沈着し、戻る。これが「再《さい》石《せっ》灰《かい》化《か》」だ。

エナメル質の内側にある

象牙質

エナメル質の内側にある象牙質は、コラーゲン線維にハイドロキシアパタイトが沈着し、構成されている。エナメル質より軟らかく、弾力性がある。内部には象牙細管という管があり、歯髄につながっている。歯ぐきが下がったり、表層のエナメル質やセメント質がはがれると、刺激を感じやすくなり、知覚過敏につながる。

歯を歯槽骨へつなぎとめる

セメント質

セメント質も、主にコラーゲン線維とハイドロキシアパタイトの組み合わせ。歯を歯槽骨へつなぎ留める役割をしている。

歯槽骨

歯を支える骨。歯周病が進行すると、この骨まで溶けてしまうことになる。

エナメル質は硬いのに、
歯や歯ぐきも 硬い＆軟らかい

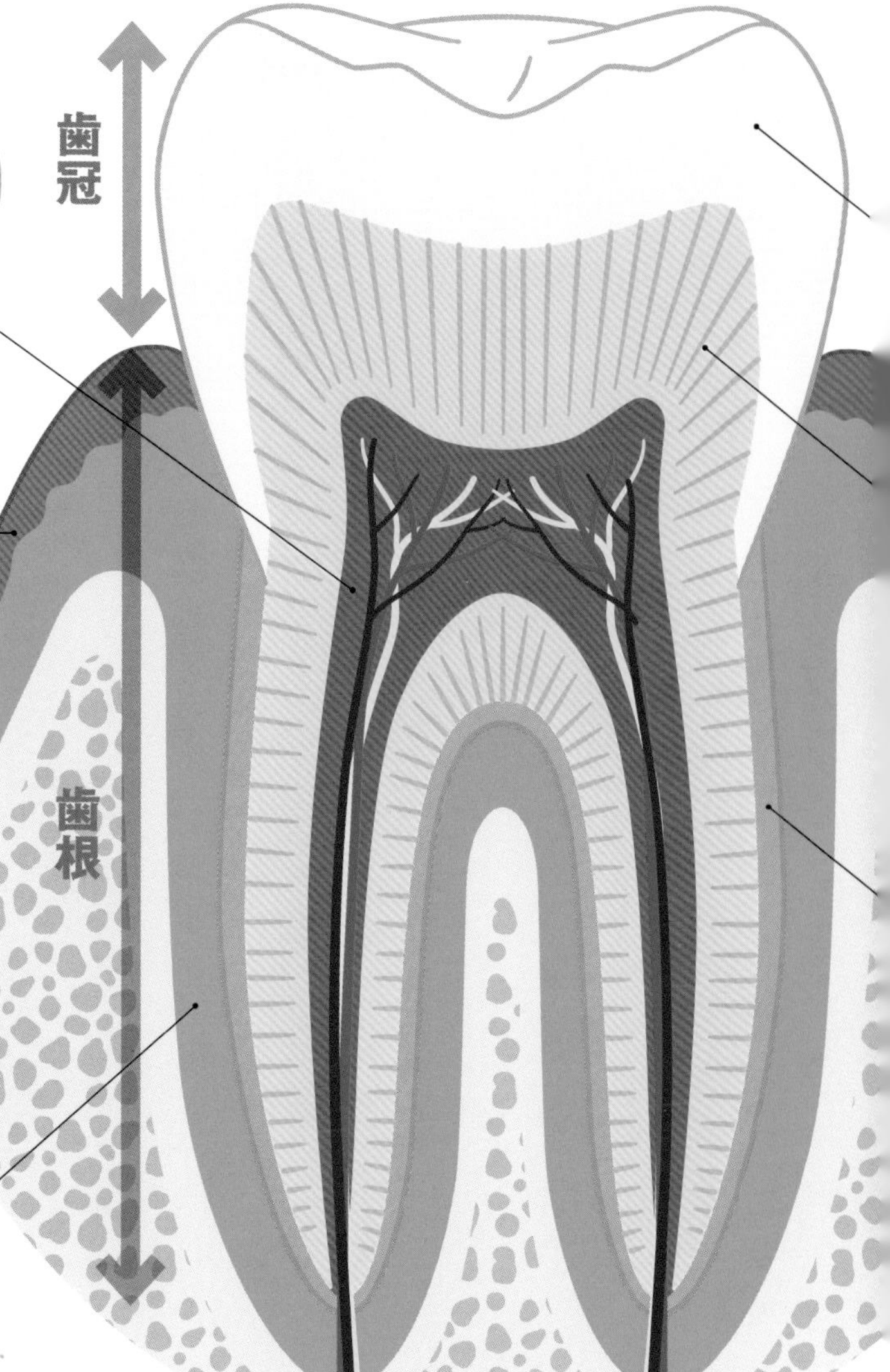

歯髄

歯の神経のこと。血管も集まっている。

歯肉

一般的に歯ぐきともいう。軟らかい組織。この歯肉と、歯の隙間の溝に食べかすがたまって菌が繁殖すると、歯肉が炎症により腫れ、この溝が深くなる。これが歯周ポケット。進行すると歯槽骨が破壊され、歯周ポケットはより深くなり、歯周病が悪化する。

歯根膜

セメント質と歯槽骨をつなぐ役割をしている薄い膜。いわゆる歯の靭帯。

硬い歯、自在に動く舌、軟らかい粘膜…

口の中のほかにはない特徴を知っておこう

私たちが食べるのに欠かせない口や歯。これらには、体のほかの部位とは異なる、どんな特徴があるのでしょうか。それらを頭に入れておくことで、歯の健康管理がしやすくなると思います。

まず口の中には、デリケートな粘膜と、硬い歯が隣り合わせにある、ということが特徴的です。前ページで図とともに紹介しましたが、「歯」はエナメル質で覆われていますが、このエナメル質は人間の体で最も硬いといわれており、水晶ほどの硬さがあります。そして、歯や歯ぐきも細かく見ていくと、硬い組織と軟らかい組織の組み合わせになっています。だからこそ、**各部位に応じた適切なケアが重要**になるわけです。

歯は、親知らずを除くと、基本は上下14本ずつで計28本です。１９８９年から厚生省（当時）と日本歯科医師会で推進した「80歳になっても20本以上自分の歯を保とう」という「８０２０運動」。２０１６年の調査では、２人に１人が達成していますが、20本というと、いったい何本失うことになるのか、と考える方は少ないかもしれません。

全体が28本と考えると、イメージしやすいでしょう。８本という計算になりますが、現在では、もっと残して、自分の歯で食べ続けたいという方が多いと思います。

私たちが、硬い食べ物でも噛んで細かく砕くことができるのは「歯」があるからです。しかも、**噛むときに奥歯には、自分の体重ぐらいの力がかかる**といわれています。例えば体重が50kgくらいの女性であれば、50kgくらいの荷重がかかります。それほどのパワーがあるからこそ、歯ぎしりがひどいと自分自身の歯すら、ひどく痛めつけてしまうこともあるのです。

その一方で、歯を支える歯ぐきや口の中の粘膜は繊細です。これほど粘膜がむき出しで、日常的に自分で触れられる部位は、ほかにないと考えられます。しいていうなら「あっかんべー」をすると、目の粘膜は触れられますが、それでも口の中と比べると、ごくわずかな面積です。

粘膜は皮膚よりもターンオーバーが早く、出血しやすいという特徴があります。歯みがきの際に毎回血が出ても気にしない人が多いようですが、実はここは気をつけてほしい点です。毎回血が出ている場合は悪い菌がいるサイン。そして本来、血管は無菌ですが、歯ぐきの場合、血が出ている部分から悪い菌が血管に入ってしまいかねないというやっかいな側面があります。これはぜひ覚えておいてください。

歯を失う2大要因は虫歯と歯周病

原因に共通するのは「バイオフィルム」

歯を失って歯数が減ると、食を楽しめなくなるだけでなく、**「噛む力」が弱くなるため、食べやすい物だけを口にすることになります。**まさに「食べる力」が落ちてしまいます。具体的には噛まずに飲み込める米類、菓子パンなどの炭水化物を好むようになり、糖質を摂取する頻度が高くなります。注意が必要なのは、その結果、糖尿病をはじめとする生活習慣病のリスクが高くなることです。

歯を失うと、どうしても葉物野菜や肉類などは噛み切れないため食事に取り入れなくなります。それが原因で、ビタミン類やたんぱく質などの摂取量が減り、全身の健康状態に影響が出ます。そのため、**歯を1本でも多く残すことは、全身の健康につながる**と考えられています。

歯を失う2大要因の、虫歯と歯周病に共通するのが「バイオフィルム」です。口の中に食べかすなどが残っていると、口の中の細菌が増える原因になります。その細菌同士が結びついて、簡単に取れなくなっているのが「バイオフィルム」の正体です。

バイオフィルムとは細菌の「繭」？

以前は歯についたぬめりのことを歯垢、あるいはプラークと呼んでいましたが、最近では、歯だけではなく歯ぐきの表面や舌の上など、口の中のさまざまな部分に発生するぬめりを、「バイオフィルム」と呼びます。身のまわりの物で例えると、**台所の排水口などに発生するぬめりと同じようなもの**です。このバイオフィルムができないようにすることがお口のケアの目的です。

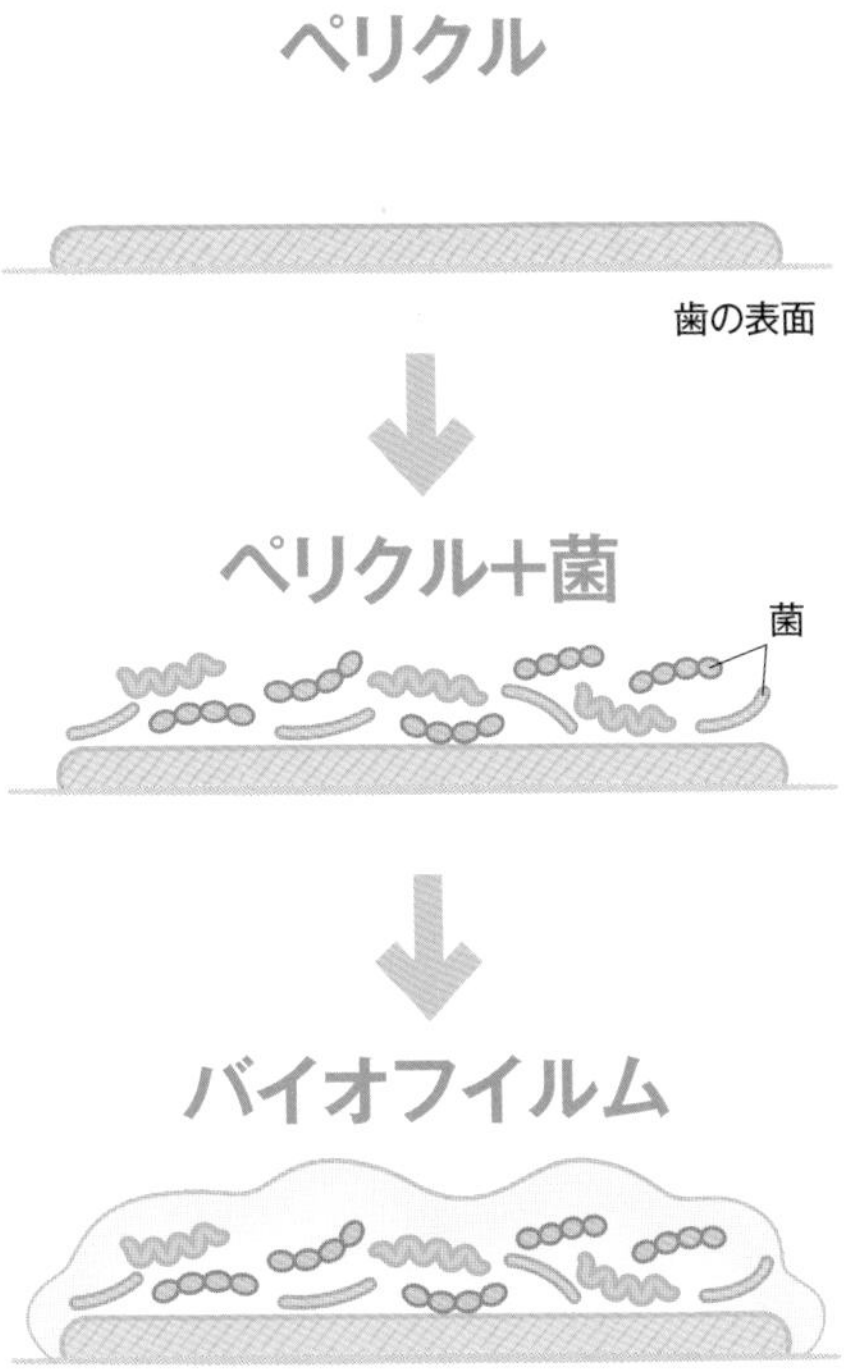

バイオフイルムとは細菌の“繭”のようなもの。まずペリクルという糖たんぱくが形成する膜に、さまざまな種類の細菌がくっつく。そして菌自らが放出する粘着性の物質とともに、密集した集合体をつくる。口の中では歯の表面や歯周ポケット内などで形成されて、次第に厚みを増してくる。

「虫歯」の原因菌は、酸素のある環境で生きられる

大人は、隙間虫歯と根元虫歯に注意を

虫歯と歯周病の原因はどちらもバイオフィルムですが、異なる点がそのバイオフィルムにいる「菌」です。ここではまず虫歯について解説しましょう。

虫歯を引き起こす原因の**ミュータンス菌は、乳歯が生えるタイミングで定着**します。これらの菌は、食べかすに含まれた糖をエサにして、酸をつくり出し、その酸がエナメル質を溶かします（脱灰《だっかい》）。これらの菌は、酸素のある環境でも生きられる「好気性菌＊」です。だから、酸素が豊富な歯の表面で増殖していきます。つまり歯を上から〝襲う〟わけです。そのため、子どもの虫歯の場合、エナメル質の上部から溶かされていきます。

ですが、大人になるとエナメル質が成熟して硬くなるので、歯の上部にはそれほど大きな虫歯はできません。

大人の虫歯で多いのは、歯と歯の間にできる「隙間虫歯」です。また、加齢とともに歯ぐきが下がっていくと、歯の根元の軟らかい部分が露出しますが、そこにできる「根

＊正しくは通性嫌気性菌に属するが、一般的にこう分類することが多い。

40代以降に気をつけたい虫歯

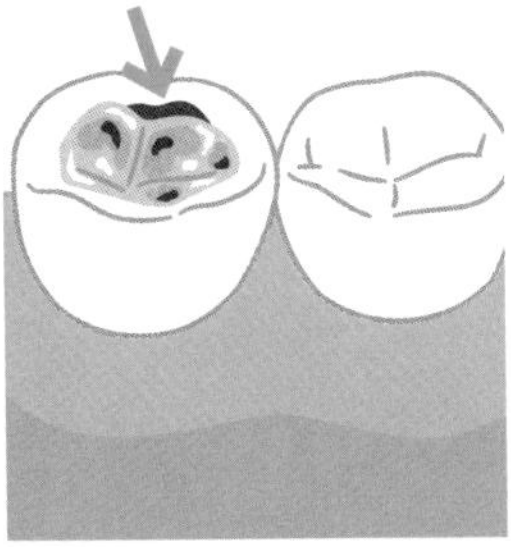

虫歯の再発（二次う蝕）

詰め物やかぶせ物の隙間から虫歯が起こる。治療したからといって油断せず、再発しないよう歯科でチェックを。

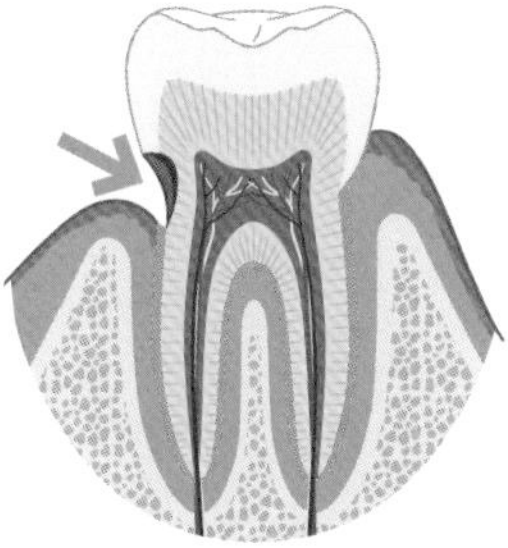

根元虫歯（根面う蝕）

加齢や歯周病で歯ぐきが下がったところにできる虫歯。すぐに象牙質に到達して、進行しやすい。

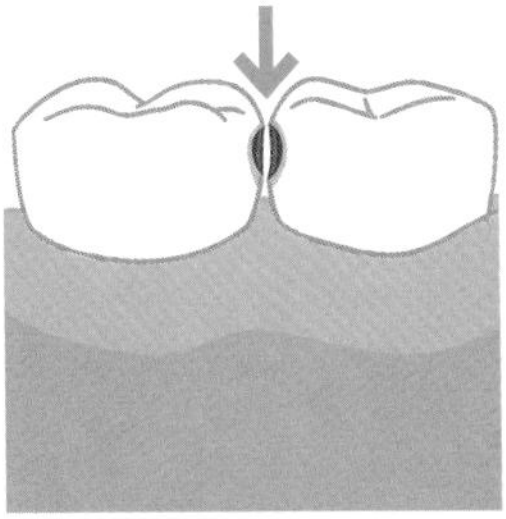

隙間虫歯

歯ブラシが届きにくい歯と歯の間にできる虫歯。フロスや歯間ブラシなどを用いることが予防には大切。

元虫歯（根面《こんめん》う蝕《しょく》）」にも注意が必要です。特に、今は悩まされていないけれど、子どものころに虫歯が多かった、という人は高齢になってからの隙間虫歯や根元虫歯に気をつける必要があります。

大人でも歯の上部に虫歯ができる場合としては、子どものときに虫歯治療をした際の詰め物やかぶせ物の下です（二次う蝕）。治療から年数が経つと、詰め物やかぶせ物の接着状態が悪くなって、すき間ができることで、また虫歯が起こってきます。そのため、詰め物やかぶせ物がある人は定期的な歯科検診で状態をチェックすることが重要になります。

が酸で溶かされる「虫歯」

歯の表面に付着した虫歯菌が、食べかすの糖から酸をつくり出す。

この酸によって歯の表面のエナメル質が溶かされて穴が開く。

これが虫歯で、う蝕ともいう。放置すると象牙質や歯髄（歯の神経）まで浸食されて、やがて歯を失う。

到達範囲によって、レベルが分けられている。

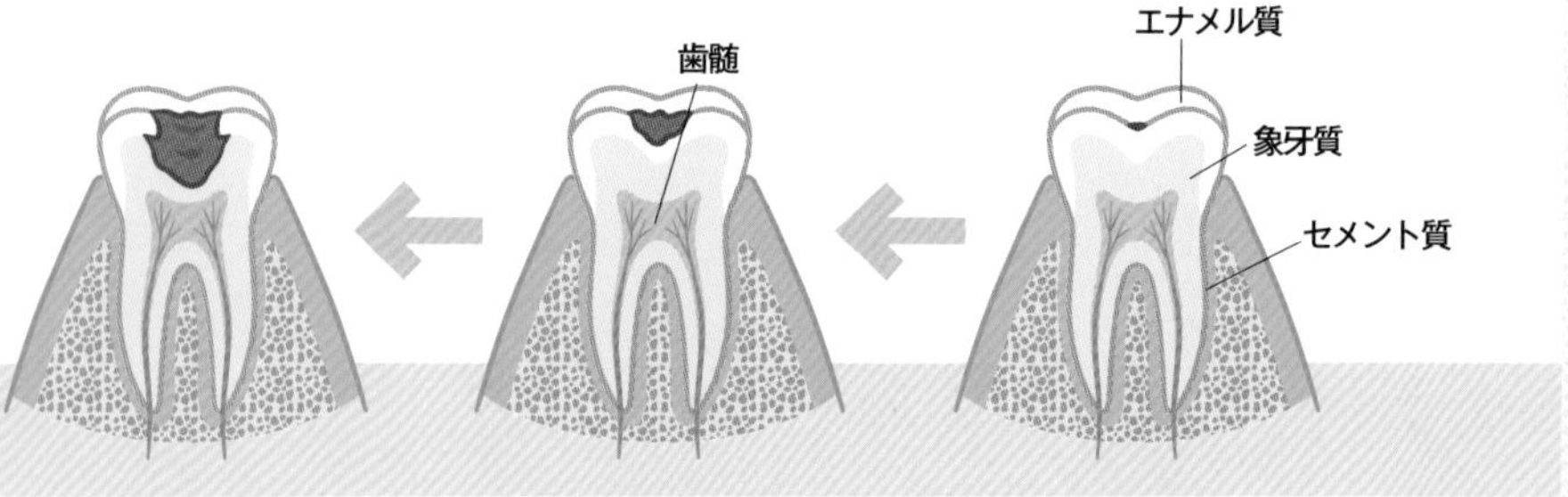

C2	C1	CO	病名
象牙質	エナメル質	エナメル質	範囲
シーツー。エナメル質から象牙質まで至った虫歯。冷たいものや甘いものがしみたり、痛みを感じ始める。虫歯の部分は黒くなる。	シーワン。エナメル質が溶け始めているが痛みはない。灰色や薄茶色の穴や溝ができている。	シーオーと読み、要観察歯（Caries under Observation）の頭文字を取ったもので、虫歯の前兆。歯の表面からカルシウムなどが、少し溶け始めた（脱灰した）面がある状態。	
詰める／かぶせる	経過観察／詰める	経過観察／予防処置	治療
基本的には詰め物で対応するが、虫歯が広範囲にわたる場合は、かぶせ物をする場合も。	高濃度フッ化物で再石灰化を促すことで経過観察をする。 症状がある場合は詰め物をすることもある。		

歯の表面

原因となる菌

虫歯を引き起こす原因となる細菌は、現在のところ約10種類とされている。その中で虫歯をつくる力が最も強いのは、ミュータンス菌だ。

特徴

歯の表面などの酸素の多い環境で生息する。口の中に残っている糖を栄養分として取り込みながら、酸を出し、増殖していく。

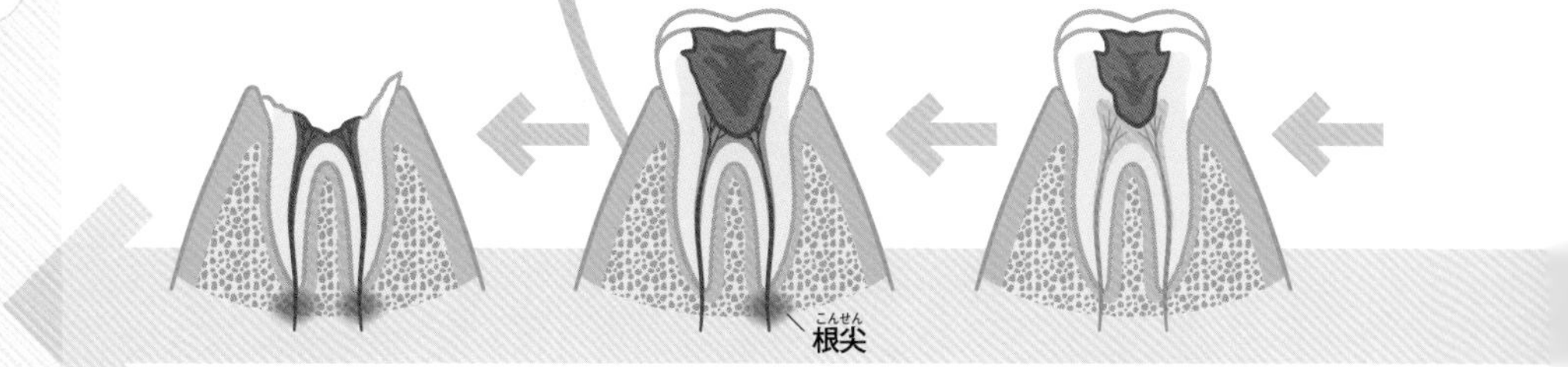

C4

歯髄から根尖まで

シーフォー。歯冠（歯の上部）のほとんどが虫歯により崩れ、歯根だけが残った状態。

抜歯

歯が残せる場合はC3と同じ治療になるが、基本的には抜歯となり、入れ歯やブリッジ、インプラントを検討する。

C3 Per《ペル》

歯髄から根尖まで

C3 Pul《プル》

歯髄

シースリー。歯髄にまで及び、強い痛みを感じる。歯髄の状態によって歯髄炎（Pul）と、根尖性歯周組織炎（Per）に分けられる。Perは、歯の根の先端付近が腫れる。

根の治療／抜歯（C3 Per）

根の治療（C3 Pul）

歯髄を取り除き、土台を立てて補強し、かぶせ物をする。

「歯周病」菌は酸素を嫌うため、歯周から攻める

大好物は鉄やたんぱく質。出血はエサを与えることに？

40歳以上の日本人の8割に当てはまるという歯周病は、歯と歯ぐきの隙間の歯周ポケットで歯周病菌が増殖して起こります。歯ぐきに腫れや出血が生じて、やがて歯を支えている骨が溶けて歯が抜けるという病気です。痛みを感じないので、気づくと進行し、歯を失いかねないという恐ろしい病気でもあります。また、**口臭の一番の原因は歯周病**ともいわれるほど口臭も強くなります。

この歯周病にもバイオフィルムが関係しています。歯と歯ぐきの隙間に、歯周病菌のバイオフィルムができると、歯ぐきに炎症が起きて、歯との隙間が広がり、歯周ポケットがつくられます。歯周ポケットの内部は酸素が少ないため、酸素が苦手な「嫌気性菌」である歯周病菌が増殖し、ポケットは徐々に深くなります。すると、さらに酸素の少ない空間ができ、増殖しやすくなります。虫歯の原因菌が酸素がある環境で生きられる「好気性菌」なので、この点は対照的です。

歯ぐきに炎症が起こると、出血が起きます。フロスや歯間ブラシを使うと、毎回出

血するという方は要注意です。歯周病菌の大好物は、鉄やたんぱく質。血中にはこれらが含まれているため、**出血すればするほど、歯周病菌にエサを与えていることに**なります。

虫歯の原因菌は、乳歯が生えるころに定着するのに対して、**歯周病菌は中学生ころから口の中に定着**します。この2つに時間差があるのも特徴的です。

今から40年ほど前には10数種の嫌気性菌が歯周病を起こすといわれていたのですが、最近は700種ほどが関わっているとされ、さらに**歯周病に関連する菌は病原性の違いによって6つのグループに分かれ、ピラミッドのように上下関係を持っている**とわかってきました。研究モデルではグループが色分け表示され、その頂点に位置する病原性の高い3菌種は赤で示されているため、「レッドコンプレックス」という呼び名がつきました。

この3菌種が存在すると重度の歯周病になりやすいのですが、中でも最強の悪玉菌はポルフィロモナス・ジンジバリス菌（*Porphyromonas gingivalis*＝*P.g.*菌）。これが血中に入ると動脈硬化を引き起こすなど、全身疾患にも関わるという報告もあるほど厄介な菌で、口の中に*P.g.*菌がある人は、歯周病が重症化しやすいとわかっています。そのため、歯周病の治療をしても改善しない人は、菌種を調べることもあります。

ささいな歯ぐきの腫れから

歯周病になると、歯と歯ぐきのすき間に歯周ポケットができ、
歯周病菌はそこでどんどん繁殖する。
歯ぐきは炎症を起こし、赤く腫れて出血も起こる。
進行すると、歯を支える歯槽骨が溶けるため、
最終的には歯が抜けてしまう。

原因となる菌

歯周病の原因となる菌は、700種類以上にのぼるといわれている。その中で、最も歯周病を重症化させるのが、*P.g.*菌（ポルフィロモナス・ジンジバリス菌）である。

特徴

嫌気性なので、歯周ポケットの奥深い場所など、酸素が少ない環境を好む。血中の鉄分やたんぱく質をエサとする。歯周病が進行してくると、口臭も引き起こす。

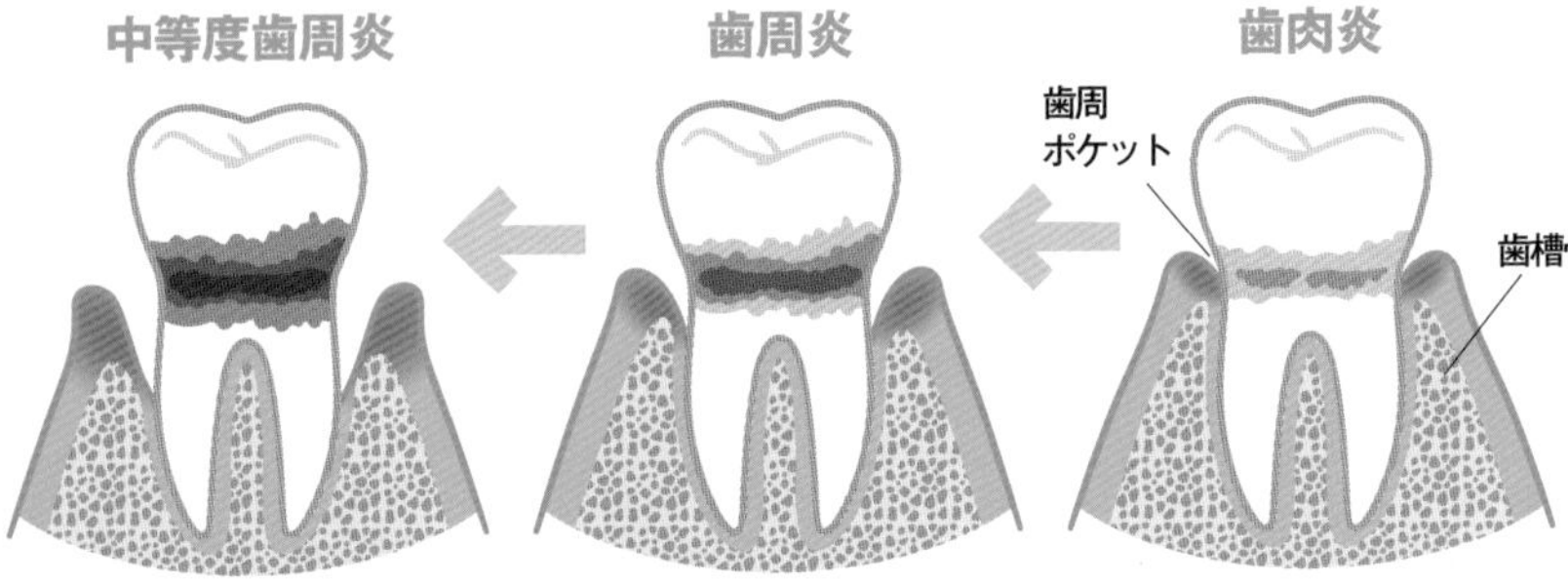

膿《うみ》が出る、口臭が強くなる
歯が揺れ始める

ほぼ自覚症状なし

さらに進み、歯槽骨は溶け、歯がぐらぐらする。口臭もひどくなる。

歯周ポケットが深くなり、血や膿みも出始め、歯槽骨も溶け始める。

歯肉炎とは歯ぐきの部分だけが炎症を起こした状態。歯槽骨まで至ると歯周炎という。

「歯周病」は

分類される歯周病菌
歯周病ピラミッド

土台となる菌があり、それが足場をつくり、さらに菌を増殖しやすくするという歯周病ピラミッド。これらの菌が複合して歯周病を悪化させていく。

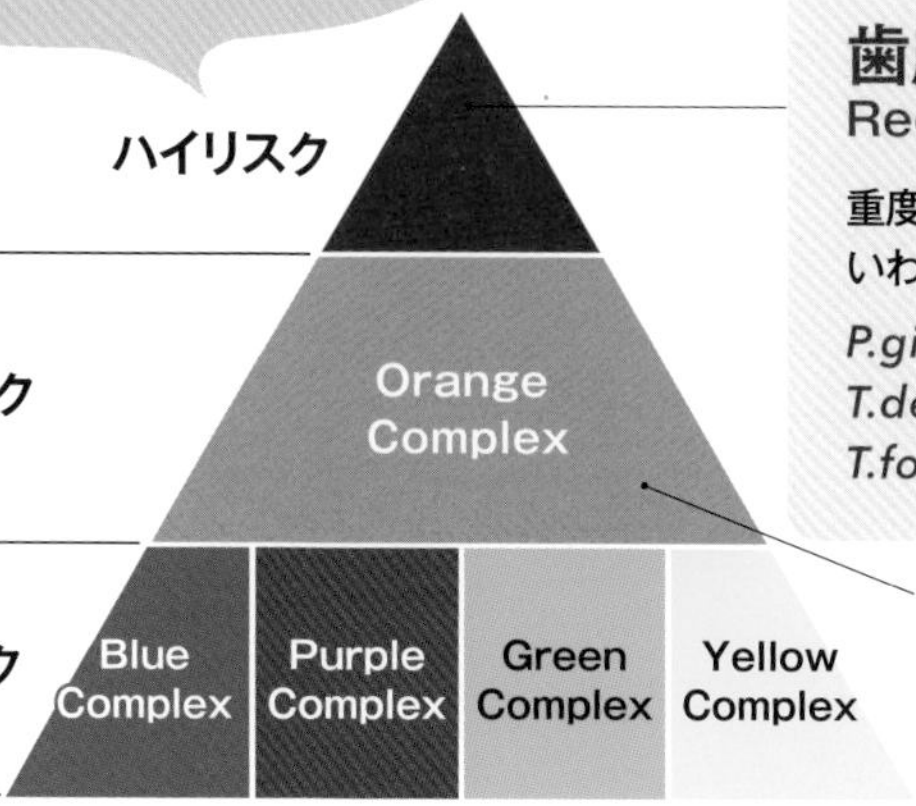

歯周病菌極悪3菌種
Red Complex

重度の歯周病に影響があるといわれている3菌種

P.gingivalis
T.denticola
T.forsythia

オレンジコンプレックスに属するフゾバクテリウム・ヌクレアタム（Fusobacterium nucleatum）は大腸がんの組織に多く見つかっており、昨今大腸がんとの関連でも注目されている。

歯周ポケットの深さの目安

ポケットの深さ	進行度
1〜3㎜	健康
1〜3㎜出血あり	歯肉炎
4〜6㎜	歯周炎
7㎜以上	中等度以上の歯周炎

表は目安の数値。歯科では、目盛りのついたポケット探針で歯周ポケットの深さを測定し、炎症の進み具合をチェックする。針を抜くと歯周ポケットから出血が起こる場合は、その歯ぐきには炎症があると判断する。「平成28年歯科疾患実態調査」によると、4㎜以上の歯周ポケットを有する者の割合は年齢が高くなるにつれて増え、45〜54歳で49.5%、65〜74 歳では57.5%だった。

※歯周病の進行度などは簡略化して示したもの

重度歯周炎

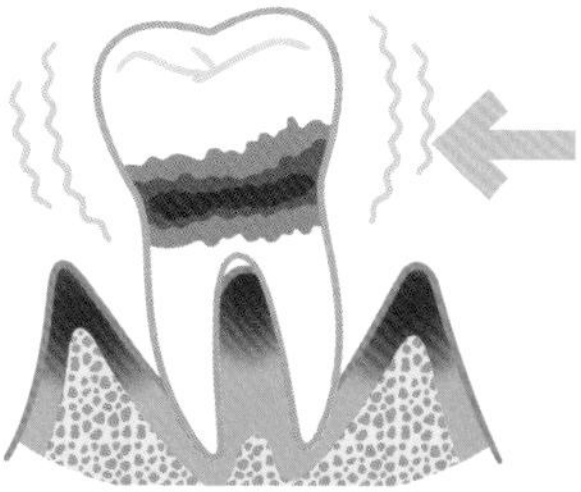

歯が抜け落ちる

歯槽骨まで溶け、歯が抜け落ちる。

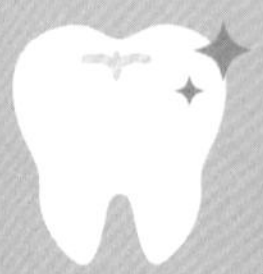

失いやすい奥歯の「大臼歯《だいきゅうし》」

〝大臼歯〟は最優先でケアすべき、かみ合わせのカギ

ここで歯の優先順位についてお話ししたいと思います。どの歯も大切ですが、最もケアすべきなのは、大臼歯です。大臼歯とは上下左右の奥歯を指し、臼《うす》のような形状をしています。

最も歯周病になりやすいのが上の大臼歯です。また、大臼歯のひとつ、**6歳臼歯（前から数えて6番目の第一大臼歯）は**永久歯の中で一番のベテラン選手であるため、**比較的早い段階で虫歯になっている人も多く、歯周病以外の原因も含めて、「失いやすい歯」**であるといえるでしょう。なお、古いデータにはなりますが、平成11年の『歯科疾患実態調査』では、寿命が最も短いのは下あごの第二大臼歯（前から数えて7番目の歯）で約50年という結果が出ています。

その一方で、大臼歯は「咬合（かみ合わせ）のカギ」と呼ばれるほど、口の中の大黒柱。食べ物を小さくする重要な役割を持っています。

大臼歯は歯ブラシが届きにくいため、みがき残しによる虫歯や歯周病が治療に至る

奥歯である大臼歯はかみ合わせのカギ

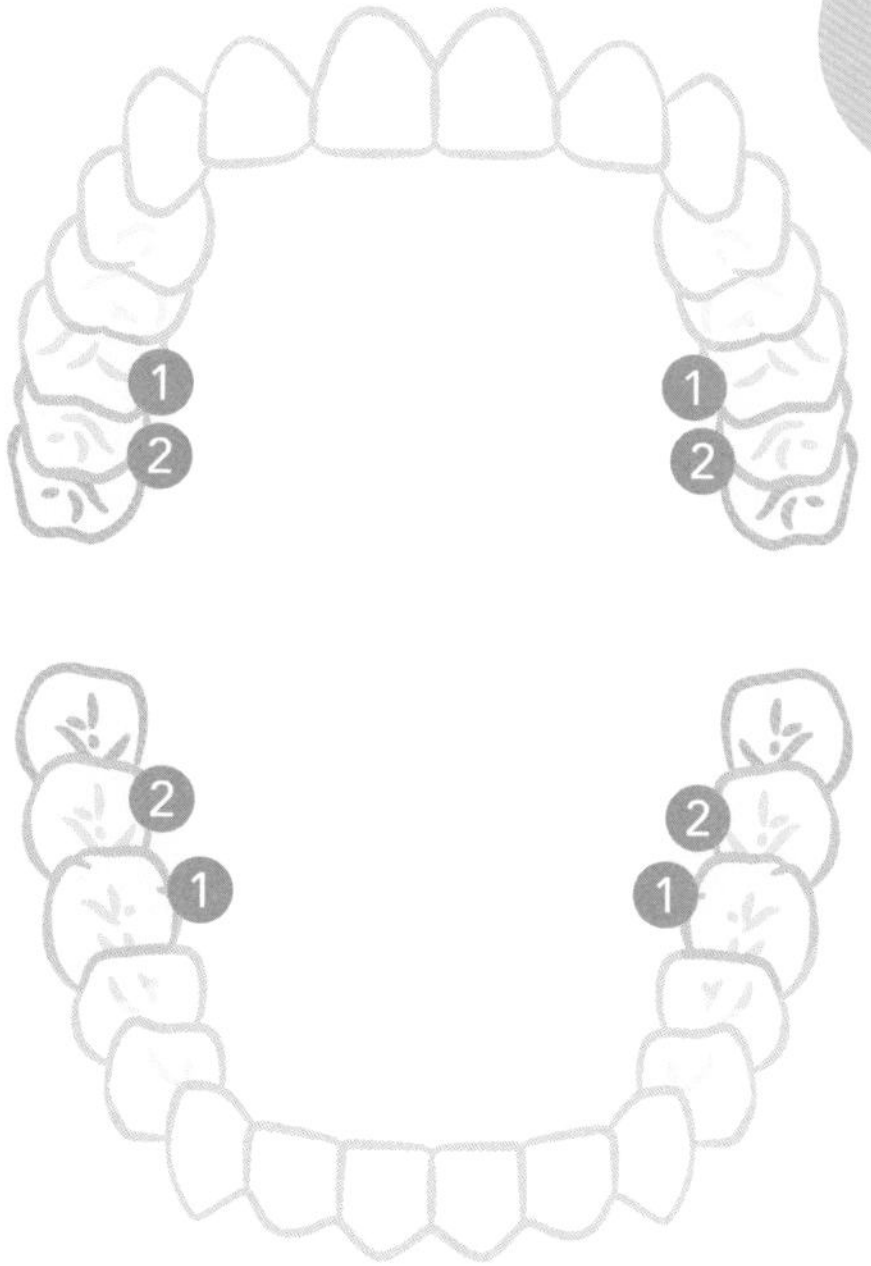

① 第一大臼歯（6歳臼歯）
最も早く生える永久歯。噛む力も強いが、虫歯や歯周病などで「失いやすい歯」。

② 第二大臼歯（12歳臼歯）
12歳ころに生えてくる大臼歯。第一大臼歯同様、みがき残しやすいため、注意が必要。

第三大臼歯（親知らず）
現代人では最初から存在しない人も多い。生えている向きが悪く、リスクの高い親知らずがある人は経過観察が必要。

最も多い要因ですが、それ以外にも過度な歯ぎしりや、歯並びの乱れに起因するかみ合わせのアンバランスなどによって欠けてしまうこともあります。

　そこで、必要なのが**「大臼歯」最優先のケア**です。

　まずは入れた詰め物やかぶせ物の変化をきちんと自分でも見ておくこと。フロスや歯間ブラシが届きにくいため省略してしまう人もいますが、習慣にし、異変があれば受診してください。肉眼では確認がしづらくブラッシングが困難な奥歯こそ、天然歯に近いセラミックなどの材質を選び（詳しくは142ページ）、少しでも手入れがラクになる環境に導くことも選択肢のひとつです。

歯並びがいい人は歯が残りやすい？

歯並びに課題があれば、定期的なデンタルチェック

先ほども触れた「８０２０運動」は、１９８９年から、厚生省（当時）と日本歯科医師会で推進した「80歳になっても20本以上自分の歯を保とう」という運動です。開始当初の１９８９年、達成者の比率がたった８％だったのに対し、２０１１年には40・２％、２０１６年では51・２％と、飛躍的に伸びています＊1。

ではいったい、どんな人が８０２０を達成しているのでしょうか。丁寧な歯みがきに加え、フロスや歯間ブラシを併用するといったケア方法はもちろんだれにとっても必要ですが、それ以外に着目すべき点はあるのでしょうか。東京歯科大学歯科矯正学講座が行った研究＊2に、興味深いデータがあります。

３００人以上の８０２０達成者の口を調べてみると、そのほとんどが正被蓋《せいひがい》（かんだときに上の歯が下の歯を覆っている状態）であり、矯正治療の対象となるような反《はん》対咬合《たいこうごう》（下あごや下の歯が突出した状態、いわゆる受け口）や開咬《かいこう》（上下の歯をかみ合わせたときに前歯がかみ合わない状態）の方は見当たらなかったそうです。

＊1　「歯科疾患実態調査」における各調査年の75〜84歳について、20歯以上の保有者の割合を算出。
＊2　https://www.8020zaidan.or.jp/member_magazine/pdf/magazine_vol14/76-101.pdf
https://ir.tdc.ac.jp/irucaa/bitstream/10130/178/1/105_154.pdf

疫学調査的には、３００人中10人程度は反対咬合であるため、この結果から、「８０２０を達成するためには正被蓋で良好なかみ合わせが重要なのでは」という見解でした。

また、**8020を達成した方は男女ともにしっかりとしたあごの骨格を保っている**ことも特筆すべき点です。歯が残っていることであごが退化せず、身体バランスへの良い影響にもつながるというわけです。このような方は、咬合力（噛む力）調査でも、20歳代の正常咬合者と比較して遜色ない結果が出ていました。

これまでは若い方を中心に、見た目の改善を目的に矯正治療を希望される方が多かったのですが、今は、大人になってから矯正治療に取り組む方も増えました。歯並びやかみ合わせを良くしておくことは、将来の歯の健康に良い効果をもたらす可能性があると考えられます。

とはいえ、矯正治療は時間もお金もかかります。

歯並びに課題がある場合はどうすればいいのでしょうか。最も大切なのは、定期的な検診でデンタルチェックをして、歯の状況を把握することです。そして、**歯並びに応じたケア方法を覚えておく**こと。次ページから具体的にケアのポイントをご紹介したいと思います。

歯並び別・ケアのポイント

特に、ケアに注意が必要な歯並びについて、分類して解説する。

乱ぐい歯（叢《そう》生《せい》）

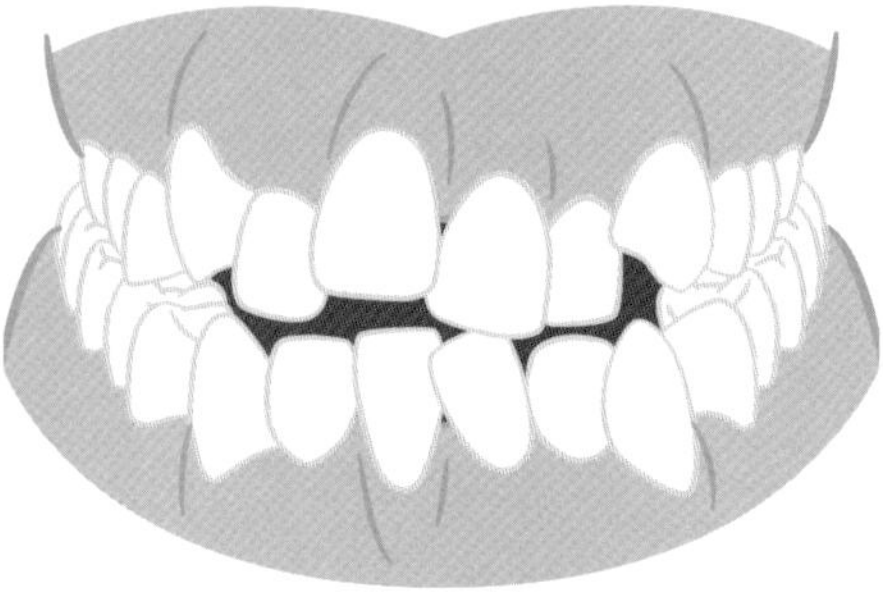

重なり合った部分はタフトブラシで

歯が重なったりねじれたりしている。あごの幅に対して歯が大きく、並びきれていないことが原因で生じる。凹凸が多いため汚れがたまりやすく、丁寧なケアを怠ると虫歯や歯周病といった疾患を招きやすい。重なり合った部分はフロスのほか、タフトブラシなどを用い、時間をかけて隅々までキレイにケアすることが必須。

出っ歯（上《じょう》顎《がく》前《ぜん》突《とつ》）

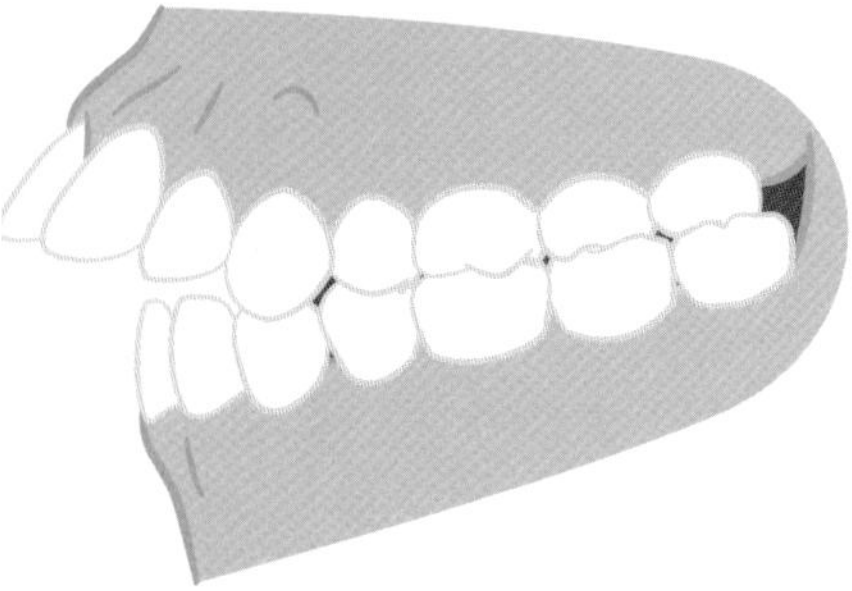

前歯のケアが特に重要に

上あご全体が前に出ている、あるいは上の前歯の傾斜が強く前に出ているかみ合わせ。前歯で食べ物が噛みづらく、発音が不明瞭になりやすい。唇が閉じづらいため、口呼吸やドライマウスを招くことも。前歯は虫歯や歯周病のリスクが高いため、唇側（表側）の乾きやすい部分をこまめにチェックする習慣を。歯がかみ合っていない上の歯の裏側にも汚れが残りやすいので注意。

開咬《かいこう》（オープンバイト）

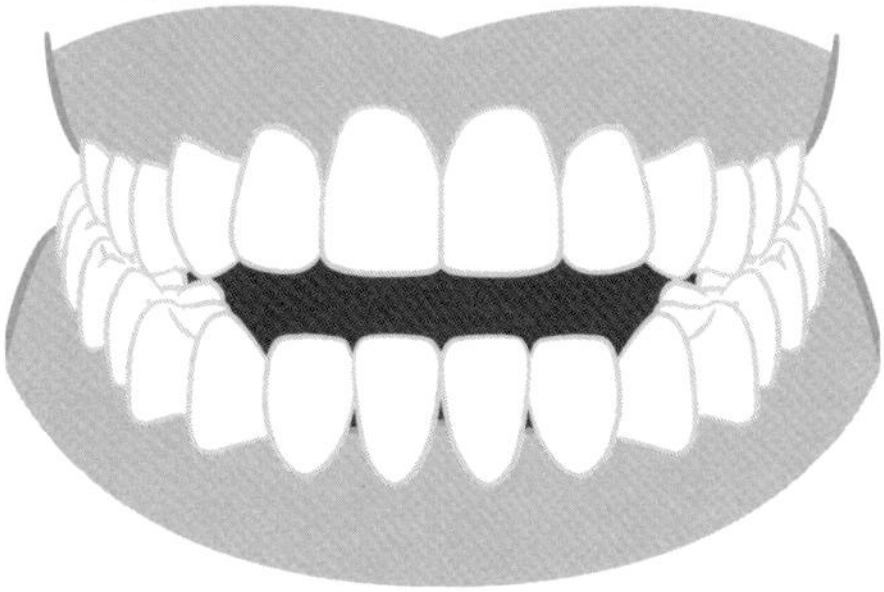

奥歯に負担がかかりやすい

奥歯（臼歯）で噛んだ時に、前歯に大きく隙間が空くかみ合わせ。前歯で噛むことができないため、かみ合っている臼歯に過度な負担がかかる。麺類を噛み切れず舌を使って食べる、滑舌が悪い、口の中が乾燥しやすいといった特徴がある。食いしばりによる顎関節症の人も多い。高い確率で大臼歯の寿命が短くなる、すなわち最も歯を失いやすいかみ合わせであるため定期的なデンタルチェックを。

すきっ歯（空《くう》隙《げき》歯《し》列《れつ》）

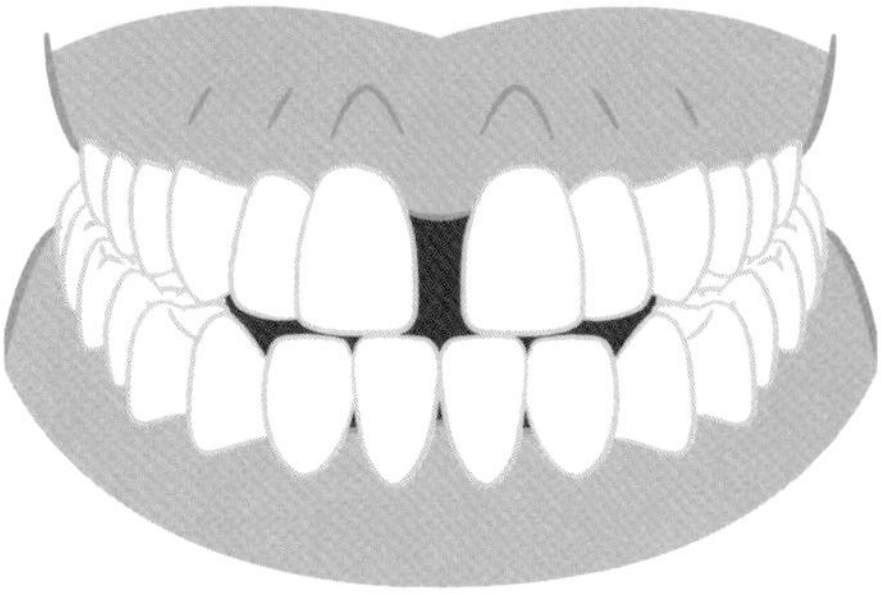

タフトブラシで隙間の汚れを取り除く

あごの大きさに比べて歯が小さい、あるいは歯が不足しているために、歯と歯の間に隙間ができている。成人になってから歯周病の進行や、加齢に伴う歯のすり減りによって起こることも。話すときに隙間から息が漏れる、サ行・タ行の発音が不明瞭、食べかすが挟まりやすい。タフトブラシを活用して隙間の汚れを取り除く習慣を持ちたい。

受け口（下《か》顎《がく》前《ぜん》突《とつ》）

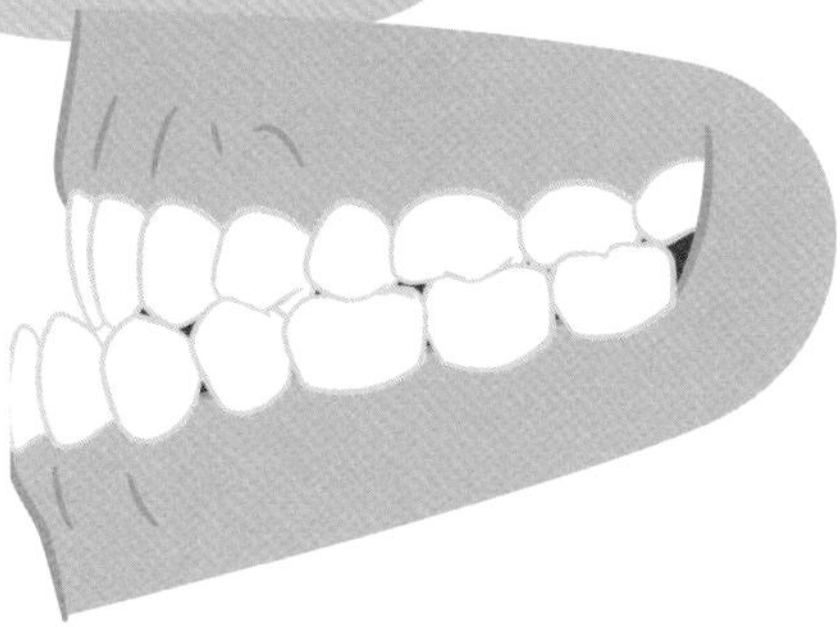

定期的な検診がとにかく大切

下あごが大きすぎる、あるいは上あごが小さすぎる場合に生じる。上下の歯のかみ合わせが正常咬合と逆であるため、咀嚼《そしゃく》や嚥下に支障が出る。すりつぶす動きが困難で食事に時間がかかる、口が閉じづらくうまく話せない（特にサ行・タ行）という特徴がある。歯を失いやすいかみ合わせなので、定期的なデンタルチェックを欠かさないことが大切。

歯をすり減らす「Tooth Wear」3つの要因

ゴシゴシ歯ブラシはダメ、歯を摩耗させてしまう

虫歯は細菌やバイオフィルムが関わって、歯に穴を開けます。歯周病も歯周病菌が原因となって、歯の骨まで溶かしていきます。2つともいわゆる感染症です。一方で、こういった細菌の関与がなく歯が欠けたり溶けたりする現象を「Tooth Wear」と呼びます。Toothは歯ですが、Wearには衣服のほかに「摩耗」という意味があります。つまり、歯の摩耗を指します。

このような現象は生活習慣を反映しやすく、これまでは仕方ないことだと片付けられていたものが、欧米を中心に脚光を浴びるようになりました。具体的には大きく3つに分けられます。

①摩耗（まもう）

ブラッシングの際、歯ブラシの毛先の圧力が強く一定の部位がすり減ること。また、歯みがき剤に含まれる研磨剤などで繰り返し、歯をゴシゴシすることで起こります。適切な圧でのブラッシングを心がけることが大切です。

②咬耗（こうもう）

かみ合わせによって歯と歯が接触することで、すり減る現象。過度な歯ぎしりやかみしめの癖により悪化する傾向があります。重度な場合は歯が大きく欠けることもあります。歯科では、マウスピースなどで対処します。

③酸蝕（さんしょく）

エナメル質は酸に弱いのですが、炭酸飲料やワイン、かんきつ系の果物など、pH値が低い酸性の飲食物をとった後に、長時間ほかのものを口にしないといった習慣を持つ方で起こります。また、逆流性食道炎や嘔吐癖などがあり、胃の内容物が逆流することで、酸性度が高い胃酸によりエナメル質が溶ける現象です（詳しくは１２６ページ）。これは知覚過敏の要因にもなります。かつては酸性ガスが発生する職場に限定される職業病の一種とされていましたが、近年最も生活習慣が反映されやすい疾患として研究が進んでいます。

Ｔｏｏｔｈ Wearの特徴として、軽度な場合は自覚症状が少ないため、一般にはあまり認知されていません。しかし、歯の表面だけでなく根元まで陥凹すると、かみ合わせにも大きく影響が出ます。最初は軽度であっても、放置すると厄介な症状を招く危険性があるので、早めの対策が安心です。

オーバーブラッシングには注意

気になる「歯ぐき下がり」の原因は2つ

歯ぐきが下がってくることが気になっている方が多いようです。加齢とともに、歯ぐきにはある程度下がってくるといった変化はあるのですが、それ以上に下がってくる場合には2つの原因が考えられます。

一つは、**歯周病**です。歯周病によるダメージで歯を支えている歯槽骨が衰えると、当然その上を覆う歯ぐきのラインも下がり、結果的に歯の根元の部分が露出してきます。**歯ぐきに慢性的な炎症が起きている疾患が歯周病ですから、赤黒くぶよぶよした状態で歯ぐきも骨も下がってくるイメージ**です。

もう一つは、**オーバーブラッシング**（過度な力で行う歯みがき）です。この場合は、**歯ぐきの色が白みを帯びたように見える**ことが多いです。健康な歯ぐきはふっくらした薄いピンク色をしているのですが、強い刺激で弾力を失った歯ぐきは縮み、硬くなります。同じ「歯ぐき下がり」でもこの2つは対処法がまったく異なりますから、見きわめが肝心です。

また、知覚過敏の多くは歯ぐきが下がっている場所で起きます。歯の根元のくびれた部分が露出してくるとエナメル質の保護が失われ、象牙質がむき出しになり刺激が伝わりやすくなるからです。**歯ぐき下がりは、見た目だけの問題ではなく、知覚過敏を引き起こす可能性があります**。

歯ぐき年齢は、日頃の手入れが適切かどうかで差が開きます。80代でも若々しくキレイな歯ぐきを持つ患者さんもいれば、30代ですでにプラス20歳老けてしまっているような方もいます。以前、歯ぐきを鍛えようと硬いブタ毛のブラシで歯ぐきを強くゴシゴシと刺激していた方がいましたが、これは間違い。いたわることが大切です。

歯周病の治療には歯科医院でのプロケアと、ご自身で毎日行うセルフケアの両輪が不可欠です。失った骨は元に戻すことが難しいので、歯ぐき下がりが今よりも加速しないように腰を据えて取り組んでください。

また、歯みがきの際にシャカシャカと周りに音が聞こえるような方は、オーバーブラッシングの可能性が高いでしょう。汚れは力でこそげ取るものではないと頭に入れながらブラッシングしてください。当てる力が強すぎると柄がしなる設計の歯ブラシや強く当てると止まる電動歯ブラシなど、オーバーブラッシングを防ぎ、正しいブラッシングの自主練に適した商品もたくさん出ています。上手に取り入れてください。

歯みがき剤は「歯のどの部分に効かせたいか」に着目して選ぶ

家族で同じ歯みがき剤ではなく、一人ひとりに

歯ブラシの〝相棒〟ともいえる「歯みがき剤」。まれに、歯をみがくときに歯みがき剤を使わないほうがいいと思っている人もいますが、歯みがき剤には虫歯予防に効果的なフッ化物や、殺菌効果のある成分が含まれています。歯みがき剤は用途に応じて賢く取り入れたほうがよいでしょう。

人それぞれ、歯、そして口の中に特徴があります。虫歯もしくは歯周病になりやすい、着色しやすい、また歯ならびが悪い部分に汚れがたまりやすいなど、**コンディションに合った歯のケアが必要**です。歯みがき剤についても**どこの部分を重点的にケアしたいかを考えると、選びやすくなる**でしょう。今は、家族で同じ歯みがき剤を使うのではなく「一人に1個の時代」です。さらに唾液が少なく、口が乾く、歯ぐきが腫れやすい時期があるなら、体調に応じて使い分ける工夫をするのも手です。

歯みがき剤には主に「機能成分」と「薬用成分」が配合されています。

「機能成分」とは、歯の表面に付着した汚れを落とす清掃剤（研磨剤）、みがいたとき

部位ごとの歯みがき剤選びのポイント

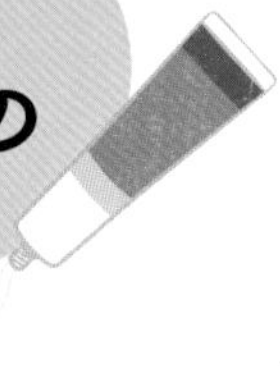

に泡を発生させる発泡剤などのこと。

一方の「薬用成分」とは、口腔内の症状に応じた薬効が期待される有効成分のことを指します。薬用成分が含まれた歯みがき剤は「医薬部外品」に分類され、「薬用歯みがき」と表示されていることもあります。「医薬部外品」は、含有する薬用成分が厚生労働省の承認基準を満たした濃度で配合されていることの証しです。歯みがき剤の中には医薬品である「第3類医薬品」もあります。

【エナメル質ケア】

虫歯になりやすい人は、ここを重点的にケア。虫歯菌がすみ着きやすいバイオフィルムの形成を抑えたり、歯質を強化したり、再石灰化を促すような歯みがき剤を選ぶ。コーヒーや赤ワインなどの飲み物の色素が歯に付着しやすい人は、歯の表面に付着した汚れを落とす沈着抑制成分が配合された歯みがき剤を。

▶78~83ページ

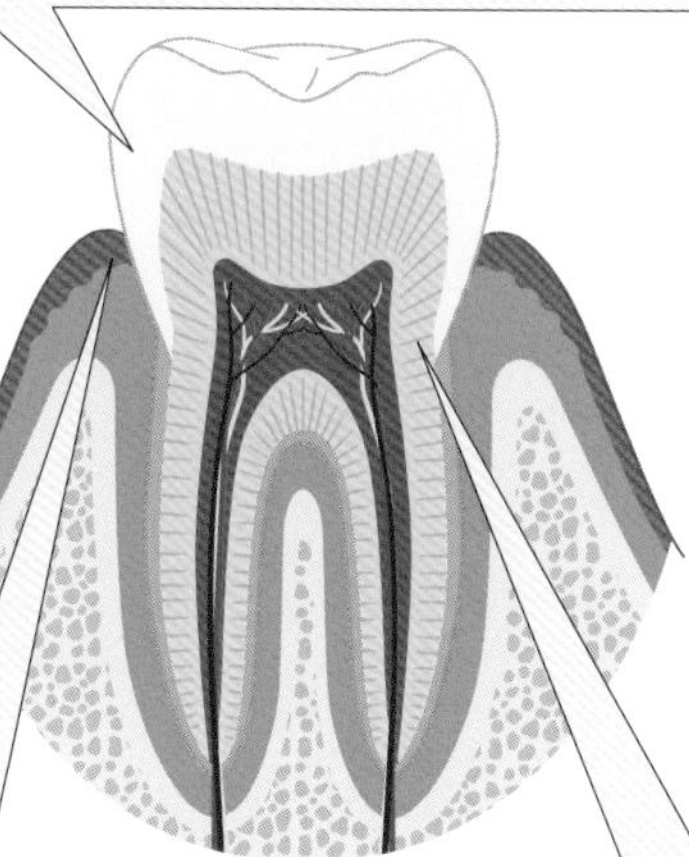

歯周病を防ぎたいなら

【歯ぐき・歯周ポケットケア】

歯ぐきや歯周ポケットケアには、歯周病菌の増殖を抑えたり、殺菌効果のある薬用成分を含む歯みがき剤を。歯周病の前段階である歯肉の炎症には、血行促進や収れん効果のある成分もある。

▶84~89ページ

知覚過敏がある人はココ

【象牙質ケア】

何らかの原因で、エナメル質が削られ、象牙質が露出すると「知覚過敏」になりやすい。外部からの象牙質への刺激を抑え、刺激を軽減する効果のある歯みがき剤を選ぶ。

▶90~91ページ

虫歯予防にはフッ化物配合の歯みがき剤を
歯ぐきが下がって起こる根元虫歯には高濃度を

歯の最も外側の「エナメル質」。これはほとんどがハイドロキシアパタイトというリン酸カルシウムの結晶でできています。人体の中でも最も硬い組織ですが、そんなに硬いにもかかわらず、「酸」に弱いという弱点があります。

食事のたびに、口の中が酸性に傾くと、エナメル質の表面からごくわずかにリンやカルシウムが溶け出します。これが「脱灰」。ですが、唾液などには酸を中和する力があり、それによってリンやカルシウムが沈着し、戻ります。これが「再石灰化」。虫歯菌は、糖をエサにして酸をつくり、脱灰させることでエナメル質に穴を開けてしまいます。これが虫歯の正体です。

そのため、**虫歯対策には、エナメル質の強化や、再石灰化を促すフッ化物（フッ素）配合の歯みがき剤**を選ぶといいでしょう。同じ虫歯でも加齢によって歯ぐきが退縮することで、歯の根元の軟らかい部分が虫歯になる「根元虫歯」対策では、フッ化物が高濃度の１４５０ppm配合された歯みがき剤がいいでしょう。

ただ、フッ化物配合の歯みがき剤は、年齢によって使用量の目安が決められています。子どもには子どもの歯みがき剤を使用している方がほとんどとは思いますが、高濃度の１４５０ppm配合の歯みがき剤は永久歯が生えてくる６歳以後からの使用となっています。こういったところも、歯みがき剤が一人１個の時代ともいうゆえんです。

【エナメル質ケア】

虫歯、根元虫歯対策にはフッ化物。高濃度タイプが増えている

歯の再石灰化を促進し、歯質を強化するフッ化物は、ほとんどの歯みがき剤に配合されているが、近年フッ化物が1450ppm配合されたものが増えている。虫歯予防効果は高いが、6歳未満の子どもの推奨量とは異なるので注意。

主な歯みがき剤の成分

- **フッ化物**

フッ化物配合歯みがき剤の目安量

年齢	使用量	
歯が生えてから2歳	米粒程度（1～2mm程度）1000ppm（900～1000ppm）	歯みがきの後にティッシュなどで歯みがき剤を軽く拭き取ってもよい。
3～5歳	グリーンピース程度 5mm程度 1000ppm（900～1000ppm）	歯みがきの後は歯みがき剤を軽く吐き出す。うがいをする場合は少量の水で1回のみ。
6歳～成人・高齢者	歯ブラシ全体 1.5～2cm程度 1500ppm（1400～1500ppm）	歯みがきの後は歯みがき剤を軽く吐き出す。うがいをする場合は少量の水で1回のみ。チタン製歯科材料（インプラント）が使用されていても、歯がある場合はフッ化物配合の歯みがき剤を使用する。

フッ化物が配合された歯みがき剤は年齢に応じて使用量の目安が設定されている。いずれも就寝前を含めて1日2回の歯みがきが推奨されている。

（2023年1月1日付の「4学会合同のフッ化物配合歯磨剤の推奨される利用方法」より）

フッ化物を残すなら、うがいは1回？

ダブルブラッシング法という方法も知っておこう

フッ化物配合の歯みがき剤の場合、フッ化物を口の中にとどめるために、歯みがき後のうがいは「1回」が推奨されています。パッケージにも書かれている場合があるので、ぜひチェックしてみてください。

そのため、何度もうがいをするのではなく、「しっかり1回」行います。ただ、汚れが吐き出せていない口に、フッ化物を使っても効果があるか心配な人もいるのではと思います。そこで、より効果的にフッ化物を残すなら「ダブルブラッシング法」をお勧めしています。

まず、**1回目の歯みがきでは、歯みがき剤なしか、好みの歯みがき剤で通常のみがき方で行います**。そして、みがいた後にしっかり何回かうがいをします。44ページで紹介した高速でぶくぶくするうがいだとなお良いでしょう。**2回目の歯みがきでは、フッ化物配合の歯みがき剤を歯ブラシで歯全体にのばすように広げてみがき**、今度は少量の水で1回うがいをする方法です。

フッ化物配合の歯みがき剤を使う場合「うがいは1回」に

フッ化物を効かせるためには、口内にとどめたい。そこで、歯みがき後は、少量の水で1回ゆすぐのがポイントとされている。

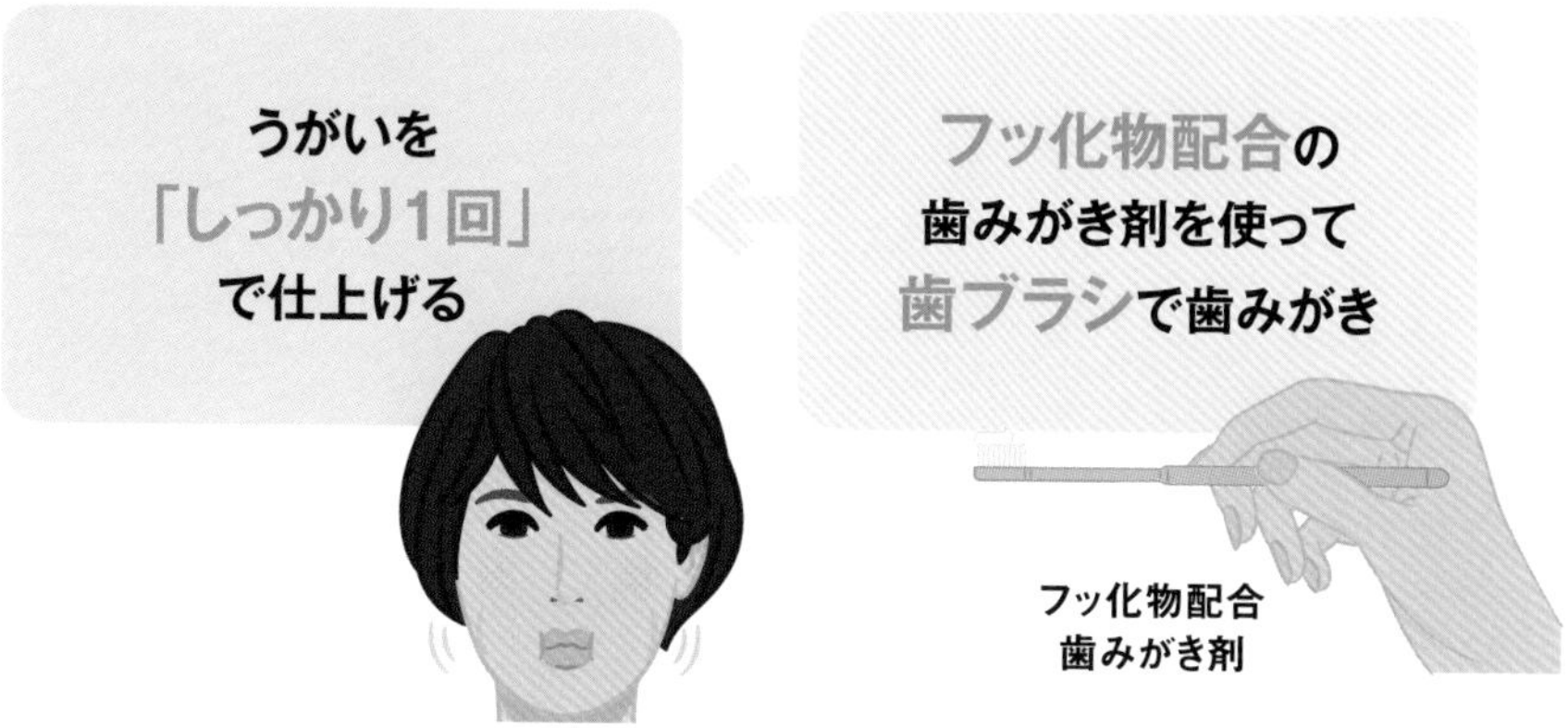

口の中の汚れが気になる人はダブルブラッシング法を

1回のうがいだと心もとない人は、この方法を。ちょっと面倒だと感じるかもしれないが、フッ化物もとどめられ、口の中もすっきりする。

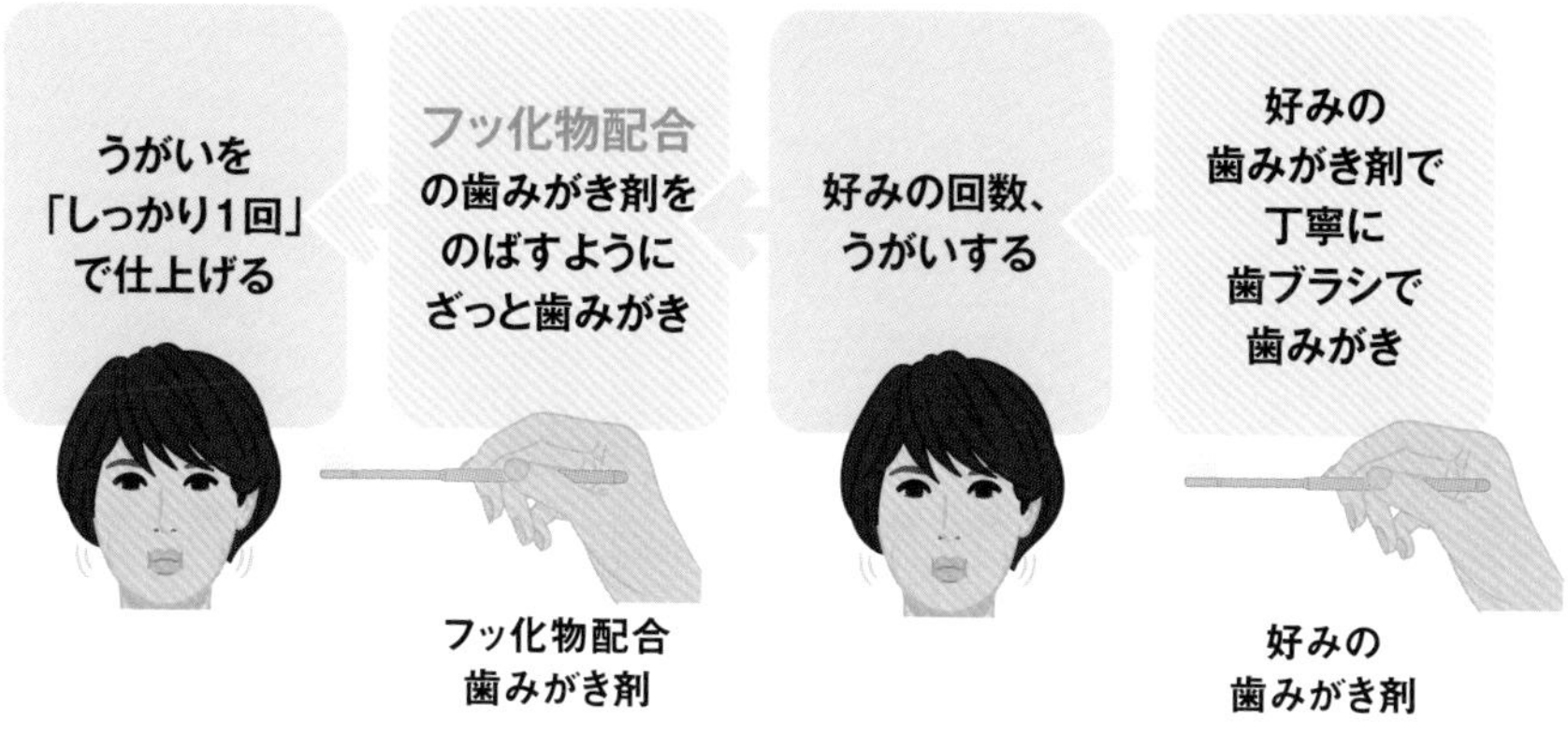

エナメル質に色素が沈着しやすい人も
着色対策には汚れを浮かせる成分を

エナメル質の表面の性状には、個人差があり、凹凸度合いもさまざまです。そのため、コーヒーや赤ワインなどの色素が特に沈着しやすい人もいます。この着色汚れを「ステイン」といいますが、ステインとは、飲食物のポリフェノール類と、エナメル質上にあるペリクルというたんぱく質が結びついたもの、といわれています。

着色汚れが気になる人の中には、歯ブラシでゴシゴシとこする方もいらっしゃいますが、毎日のことですから、たかが歯ブラシといえども侮れません。傷がつき、さらに汚れがたまりやすくなる場合もあります。

まず、**歯科医院でプロの手で汚れをきれいに落としてもらった後**に、以下のような方法を試すことをお勧めしています。

歯みがき剤は、**「汚れを浮かせて取る」という表示のある歯みがき剤を使用**しましょう。粗い研磨剤入りのタイプは歯の表面に傷をつけることがあり、逆効果になりかねないので、注意してください。

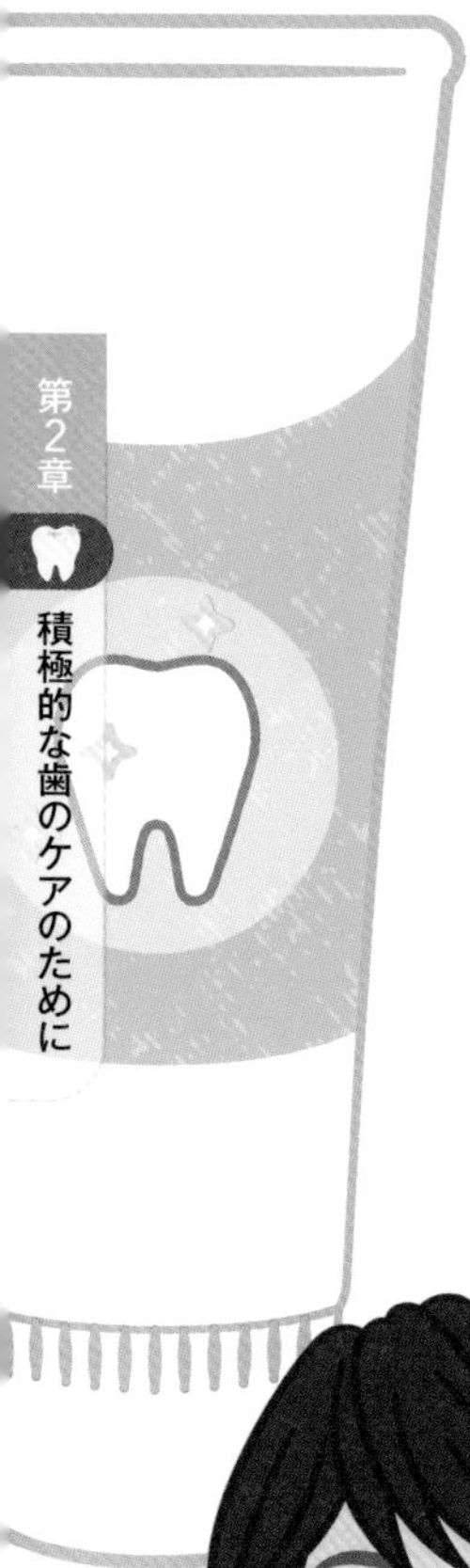

【エナメル質ケア】

着色対策にはピロリン酸ナトリウム配合などを

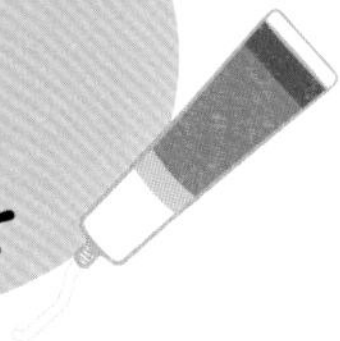

主な歯みがき剤の成分

- ピロリン酸ナトリウム
- ポリリン酸ナトリウム

着色汚れには歯面を傷つけずに汚れを浮かせるピロリン酸ナトリウムやポリリン酸ナトリウムが適している。ただ、タバコのヤニは自力では落としにくいので、歯科医院でのケアに委ねたほうが確実。また、着色汚れの原因を、歯科医院で受診時に確認しておいたほうがいい。着色しづらい歯にするにはハイドロキシアパタイトもある。

そして、色の付きやすいコーヒーや紅茶、ワインなどを飲んだ直後は水でしっかりゆすいだり、綿棒やガーゼなどで歯をぬぐうことも大切です。歯ブラシは「ふつう」以下の「毛先の太さ」が「ふつう」以下のものを選んで、力を入れずに丁寧にみがきます。凹凸の部分に汚れが残りやすいので、隙間をみがけるタフトブラシ（詳しくは50ページ）などを取り入れるのも手です。

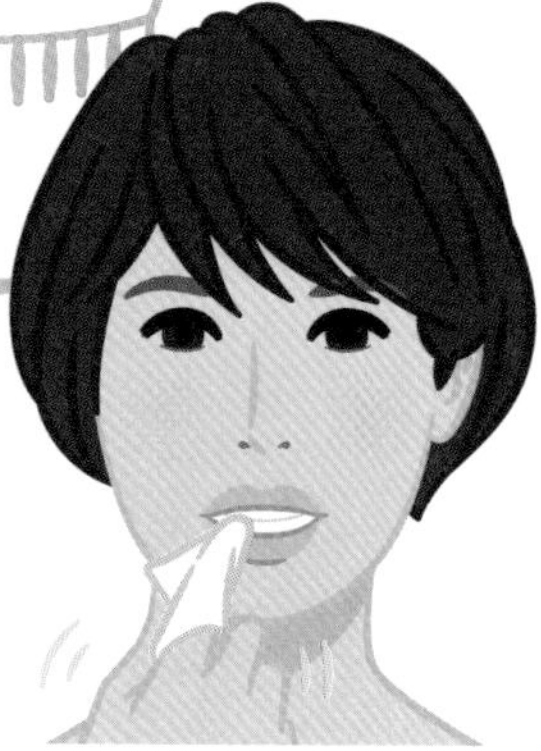

コーヒーを飲んだ後に拭き取ることも大切

歯に着色しやすいものを飲食した後は、綿棒やガーゼなどで歯をぬぐったり、口をゆすぐ習慣も大切。

歯周ポケットや歯ぐきとの間がターゲット

歯周病対策には、殺菌や抗炎症成分入りを

年を重ねるにつれ、歯周病が気になる方が多いと思います。そのため、歯みがき剤選びの基本は歯周病対策になるでしょう。

ターゲットとなるのは、歯と歯ぐきの境目。ここにできる歯周ポケットは、食べかすや細菌などが結びついて形成される「バイオフィルム」の温床になりやすい場所です。そして、歯周病の前段階になると、歯ぐきの炎症が起きてしまいます。そのため歯周病対策には、殺菌成分や、抗炎症成分を配合した歯みがき剤が向いています。殺菌成分であるＣＰＣや抗炎症成分のトラネキサム酸など、テレビコマーシャルなどで耳にしたことがあるかもしれません。

なお、歯周病を引き起こす菌の中でも*P.g.*菌（ポルフィロモナス・ジンジバリス菌）は歯周病を重症化させる菌として知られています。歯科医院では歯周病がなかなか改善しない人に対して、*P.g.*菌に特化した歯みがき剤を処方することがあります。

最近は、**歯周病対策歯みがき剤でも、フッ化物を高濃度で配合するなど、全方位に**

対応するものが増えています。パッケージと成分をじっくり見てください。

ちなみに、患者さんに時折、歯みがき剤について尋ねられることがありますが、「目的に合ったものを常に数種類使い分けています」と答えると大変驚かれます。私の場合、会議などでコーヒーやお茶を飲んだ後には着色汚れを浮かせるタイプ、就寝前は歯周病予防のために殺菌成分が含まれているものを、という具合に変えています。

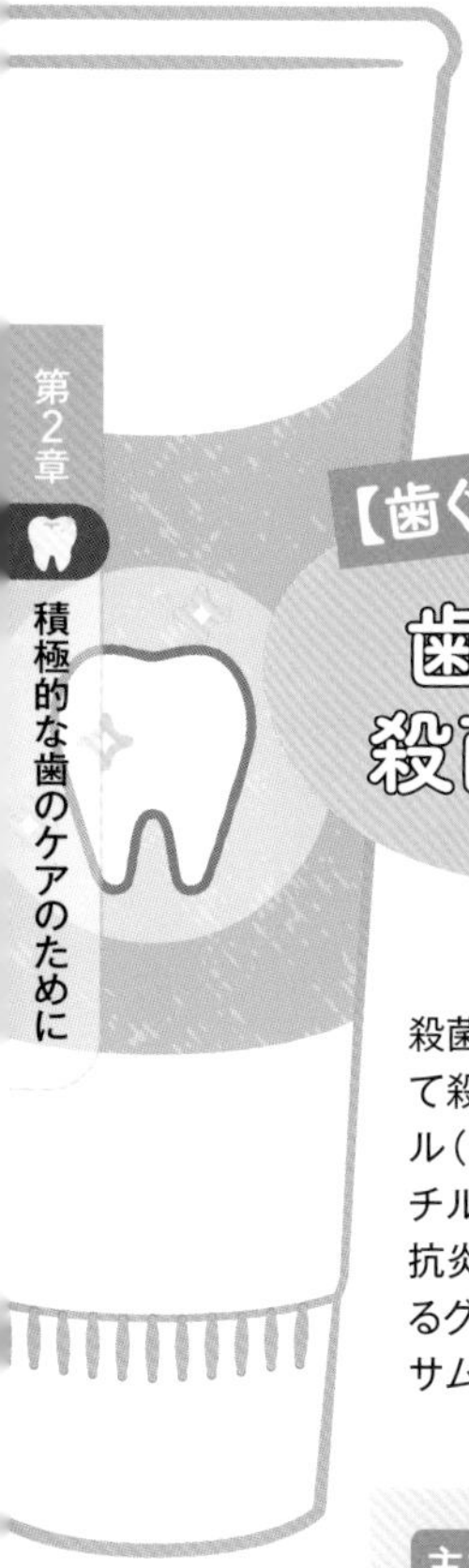

【歯ぐき・歯周ポケットケア】

歯周病対策には殺菌と抗炎症成分

殺菌成分では、バイオフィルムに浸透して殺菌するイソプロピルメチルフェノール（IPMP）、細菌の増殖を防ぐ塩化セチルピリジニウム（CPC）が代表的だ。抗炎症成分では、歯肉の炎症を緩和するグリチルリチン酸系の成分やトラネキサム酸を配合したものが一般的。

主な歯みがき剤の成分

- **イソプロピルメチルフェノール（IPMP）**
- **塩化セチルピリジニウム（CPC）**
- **グリチルリチン酸系成分**
- **トラネキサム酸**

積極的な歯周病対策には夜の洗口液も

歯だけでなく、口の中全体をケア

口の中は歯の表面積が約25％で、残りの約75％は舌や咽頭などの粘膜が占めます。そのため、**液体状のオーラルケア製品で口内全体をケアするメリットもあります**。紀元前のギリシャでは医学の祖といわれるヒポクラテスが口臭指導をしており、香料が含まれた白ワインでうがいをする方法が記録に残っているそうです。スキンシップが慣習の国々では相手と接する距離も近いため、洗口液を日常に取り入れる人の割合が多いのかもしれません。

欧米において歯周病対策として使用実績が長く、臨床データが積み上げられた成分の中で代表的なのは、非イオン系のエッセンシャルオイル、イオン系のグルコン酸クロルヘキシジンと塩化セチルピリジニウム（ＣＰＣ）の3種類です。イオン系について意外と知られていないのが、歯みがき剤の中に含まれる成分と反応し、殺菌効果が低下してしまう点。このため、通常の歯みがき剤と併用する場合は水でしっかりゆすぎきった後に洗口液でうがいをするか、時間を空けてからの使用が推奨されています。

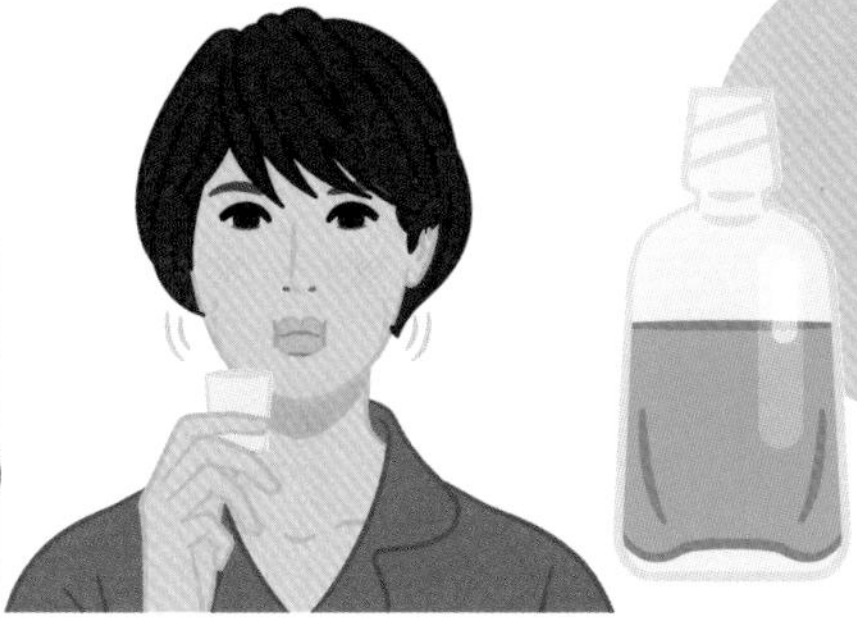

より積極的な歯周病対策なら洗口液を就寝前にプラス

洗口液は、バイオフィルムの破壊、殺菌、再沈着の防止に効果があるとされている。就寝中は唾液の分泌が減り、虫歯や歯周病の原因菌が増えやすい。より積極的な歯周病対策をするなら、寝る前の歯みがき後に洗口液を使用するのも手。ただ、製品によって使い方が異なるので確認しよう。

歯間ブラシに垂らして使う裏ワザも

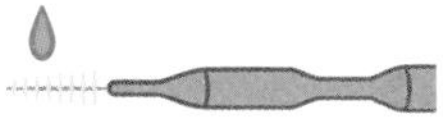

歯周病や虫歯対策の洗口液の使い方として、人によっては、歯間ブラシにつけて、気になる歯と歯の間に薬用成分を浸透させるという方法を勧める場合もある。

歯周病対策の洗口液には2種類 使い方に注意を

洗口液にはバイオフィルムの表面に付着して作用するイオン系と、バイオフィルムの内部に浸透する非イオン系がある。イオン系は歯みがき剤の成分（発泡剤や研磨剤）と打ち消し合って、洗口液の効果が減弱する場合がある。選び方がわからなければ、同じブランドのシリーズが無難だと考えられる。別ブランドのものを使うなら、歯みがき後30分ほど時間をおいてから洗口液を使うといい。なお、液体歯みがき（ブラッシングが必要な液状タイプの歯みがき剤）と洗口液は似たパッケージで販売されていることがあるため、よく確認を。

イオン系

グルコン酸クロルヘキシジン
（商品例：コンクールF、バトラーCHX洗口液）

塩化セチルピリジニウム（CPC）
（商品例：モンダミンメディカルクリア、ガム・ナイトケアリンス、ピュオーラ 洗口液）

非イオン系

エッセンシャルオイル
（商品例：リステリン）

ケアの
アイテム選び

液体歯みがきは、なめらかで研磨剤がない

液体歯みがきと洗口液の違いとは

デンタルリンスや、マウスウォッシュなど、さまざまな名称で液体タイプのオーラルケア商品が販売されています。

先ほどご紹介したように、「洗口液」と書いてある製品は歯ブラシを使用せず、適量を口に含んですすぐことにより口臭予防や口内浄化を目的としています。薬用成分によって、口の中に浮遊する細菌を殺菌する効果が期待でき、歯みがきができないときでも使える点が長所といえます。例えば、外出先で口臭が気になる場合には、非イオン系のエッセンシャルオイルタイプの洗口液を使うのもいいでしょう。また、就寝前などに殺菌成分配合タイプを歯周病対策などとして用いるのも手です。フッ化物配合で、虫歯対策になるタイプも販売されています。大人の場合、根元虫歯対策に使うといいでしょう。フッ化物が口内にとどめられるので、上手に利用するとメリットがあります。このように、気になる悩みに合わせて洗口液は選ぶといいでしょう。

一方で**「液体歯みがき（あるいは液体ハミガキ）」と書いてあるものは、適量を口に**

液体歯みがきと洗口液の違い

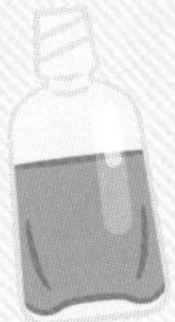

液体歯みがき

ブラッシングが必要
ペーストタイプと違い、
研磨剤無配合

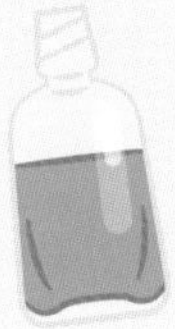

洗口液

口をゆすぐだけでOK
歯周病対策タイプや
フッ化物配合のものも

含んでブラッシングをする、あるいは吐き出した後にブラッシングをすることが求められています。つまり、一般的な練り歯みがき（ペースト状の歯みがき剤）と形状が異なるだけで使い方は同じです。ブラッシングの併用が前提のため、洗口液にはない「歯を白くする」という効能も記載が可能であるせいか、「ゆすぐだけで歯が白くなる」と勘違いして購入される方もいるようです。

液体歯みがきは隅々まで素早く浸透するので時短にもなりますが、使用感がなめらかなので、じっくり丁寧に磨きたい場合にも適しています。練り歯みがきとの大きな違いは研磨剤（歯の表面の汚れを落とす成分）の有無です。

そのため、普段使いは液体歯みがき、着色が気になるときは練り歯みがき、といった具合に使い分けるのも良いでしょう。ブラッシングが強すぎるといった指摘が歯科医や歯科衛生士からあった方には液体歯みがきが向いているかもしれません。

「キーン」と歯がしみるなら原因を究明

知覚過敏には象牙質にアプローチする歯みがき剤

エナメル質の内側には、象牙質があります。エナメル質がはがれたり、亀裂が入るなどの原因で象牙質が露出すると、歯髄（歯の神経）までの距離が近くなり、冷たいものがしみる知覚過敏が起きやすくなります。象牙質は「象牙細管」という細かい穴が無数に開いている構造をしているため、あっという間に内部まで刺激が伝達します。これが知覚過敏の「キーン」の正体だとされています。

露出しやすい部位は、歯の根元です。根元は、**エナメル質が薄いため、歯ぐきが退縮すると、象牙質が露出しやすくなります**。知覚過敏は、睡眠中の歯ぎしりや、食いしばりなどによっても起こります。

知覚過敏がある場合は、まず原因を歯科医院で調べてもらったうえで、薬用成分に「硝酸カリウム」や「乳酸アルミニウム」などを含む歯みがき剤を使ってください。知覚過敏用の歯みがき剤も使い方に少しコツがあります。知覚過敏を感じる部分に、歯みがき剤を歯ブラシで優しくすり込むように使います。薬用成分を浸透させるために、

【象牙質ケア】

知覚過敏には象牙細管をふさぐ歯みがき剤成分を

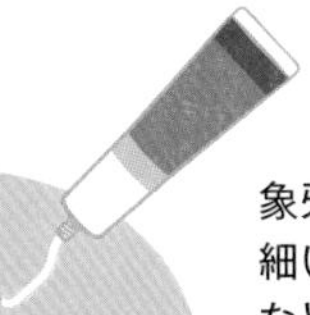

象牙質には「象牙細管」という多数の細い管がある。エナメル質が削れるなど、象牙質が露出すると、外部からの刺激が象牙細管を通り歯髄に伝わる。その刺激によって起こるのが「知覚過敏」だと考えられている。

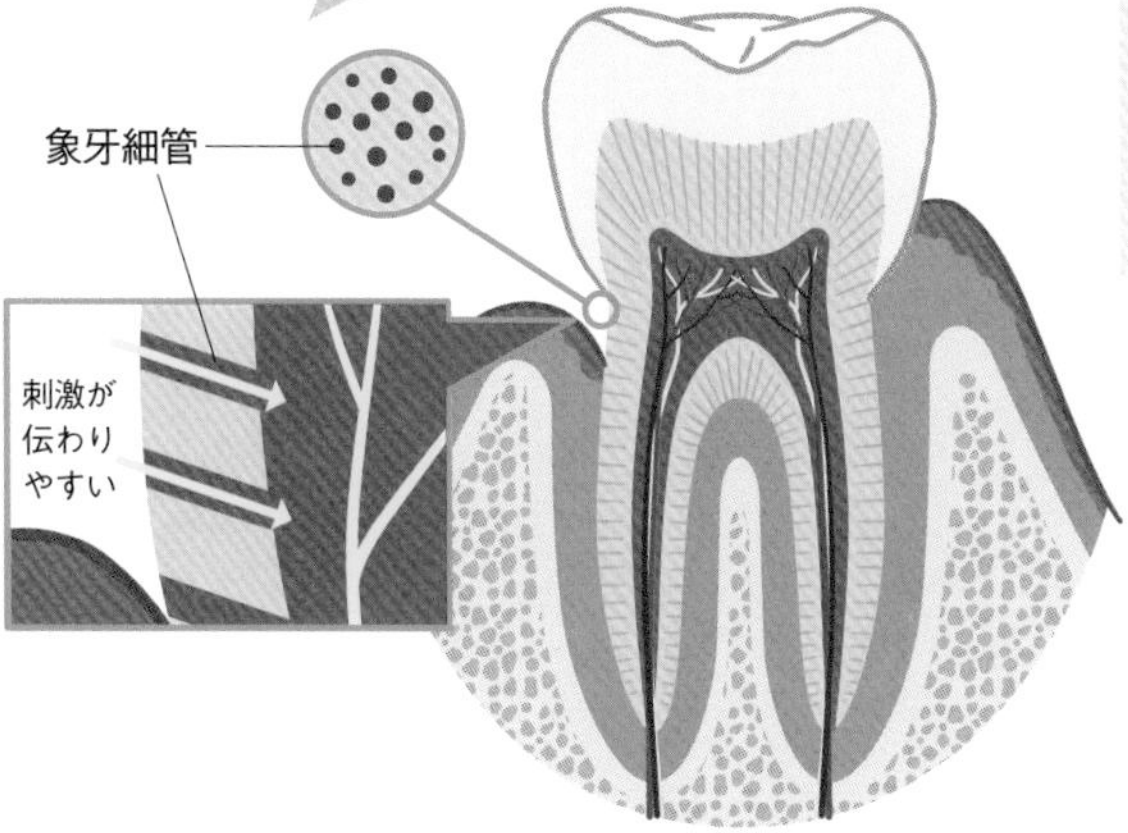

主な歯みがき剤の成分

- 硝酸カリウム
- 乳酸アルミニウム

硝酸カリウムは、象牙細管からの刺激を軽減し、痛みを抑える効果をもたらすとされる。象牙細管をふさぐ働きがある乳酸アルミニウムは、刺激が歯髄に伝わるのを防ぐ。

少し時間をおいてからゆすぐといいでしょう。また、これらの歯みがき剤は一定期間継続して使用することで改善が認められることが多いようです。

歯ブラシが当たると痛んでうまくみがけないという方は、毛先が軟らかく刺激が少ないタイプに変えましょう。また、フロス（糸巻きタイプ）を歯に巻き付けてぐるりと表面をぬぐうだけでもネバネバは取れます。乾布摩擦の要領ですね。

知覚過敏の背景に、酸性の食品や飲料などを頻繁に摂取することで、酸によってエナメル質が傷んで溶けてしまう「酸《さん》蝕歯《しょくし》」がある場合もあるので、飲食物にも注意してください（詳しくは１２６ページ）

ケアのアイテム選び

マスクがあるからと油断しがち？

口臭の一番の原因は「歯周病」

マスク生活になってから、口臭について油断している方も多いかもしれません。

口臭とは「口あるいは鼻を通して出てくる気体のうち、社会的容認限度を超える悪臭」と定義されています。どの程度が容認されるのかというのはわかりにくいかもしれませんが、**要はにおいの質と強度の問題**だとされています。

人間はにおいに慣れてしまう「嗅覚疲労」という生体反応を持っているため、鼻の周囲で常に発生している悪臭にはすぐに順応してしまいます。こうした〝能力〟ゆえに、強い口臭を放っていても自分自身が最も気づかないという傾向があります。

自分の口が臭っているかどうかを調べる簡易的な方法があります。まず、①1分間口を閉じて鼻で呼吸をし、②その後、ビニール袋の中にゆっくり息を吐いて入り口を留め、③少し時間を空けてから、ゆっくり袋を開け、においを嗅ぐ——という方法です。どきどきしますね、どうだったでしょうか。

口臭には、3つの種類があります。**一つめが、起床時や空腹時に生じる「生理的口臭」**

口臭は大きく分けて3種類

生理的口臭

起床時や空腹時に起きる口臭。起きてすぐのうがいや歯みがき、食事をすることなどで消える。

外因的口臭

ニンニクやネギ類、お酒や喫煙による。一過性のため、時間が経てば消える。

病的口臭

主に歯周病が原因だが、舌の汚れも影響するとされる。

気になるなら、口臭検査という手も

大学病院や口臭専門のクリニックでは「ガスクロマトグラフィー」という機器で、口臭の原因物質を分析することができる。口の中の汚れが原因か、歯周病か、はたまた全身的な疾患の可能性があるのか――数値化できる客観的な評価によって何に気をつけなければならないかが明確になるという。費用もさほどかからず、数分程度で分析が終わる機器も多く、呼気を測定するだけで、痛みもない。

です。**二つめに、ニンニクやニラといった食品、飲酒や喫煙などで生じる「外因的口臭」**。これは一過性のものです。この2つについては、歯をみがく、洗口液を使うなど、セルフケアで対処できるはずです。

　そして、三つめに、**最も多いのが、歯周病による「病的口臭」**です。口臭は、歯周病のほか舌苔（舌の汚れ）からくる「病的口臭」が最も多く、専門家の力を借りることが解決につながる近道です。

　歯周病はサイレントディジーズ＝沈黙の病と呼ばれ、痛みなどの自覚症状が乏しいことが特徴ですが、においまでも無自覚になってしまいがちなので、用心してください。

ときには舌苔《ぜったい》をガーゼで拭き取ろう

落としきれない舌の汚れが口臭の一因に？

鏡で舌を見ると、舌の表面が白くなっていることに気づいたことはありませんか。これは、食べかすや細菌などが付着してできた「舌苔」です。

舌の表面は舌乳頭《ぜつにゅうとう》という突起に覆われています。**舌苔は歯垢と同様、食べかすや細菌の集合体であるバイオフィルムであり、口臭の一因にもなるとされています。**

舌苔を除去するには、やさしく拭き取る「舌みがき」をお勧めしています。市販の舌専用ブラシもありますが、毛羽立たない不織布ガーゼや布ガーゼなどで代用できます。

まず、**ガーゼを指に巻きつけ、舌を優しく一方向にぬぐいます**。取りづらければジェル状の歯みがきなどを併用しクルクルと汚れを浮かせるように動かします。舌を傷つけないよう力加減に注意してください。

舌みがきのタイミングは朝が適しています。生理的口臭といって、睡眠中は唾液の分泌量が減って口内環境が悪くなり、朝は口臭が強くなりやすいからです。

舌の汚れをやさしくふきとるガーゼでOK
舌みがき

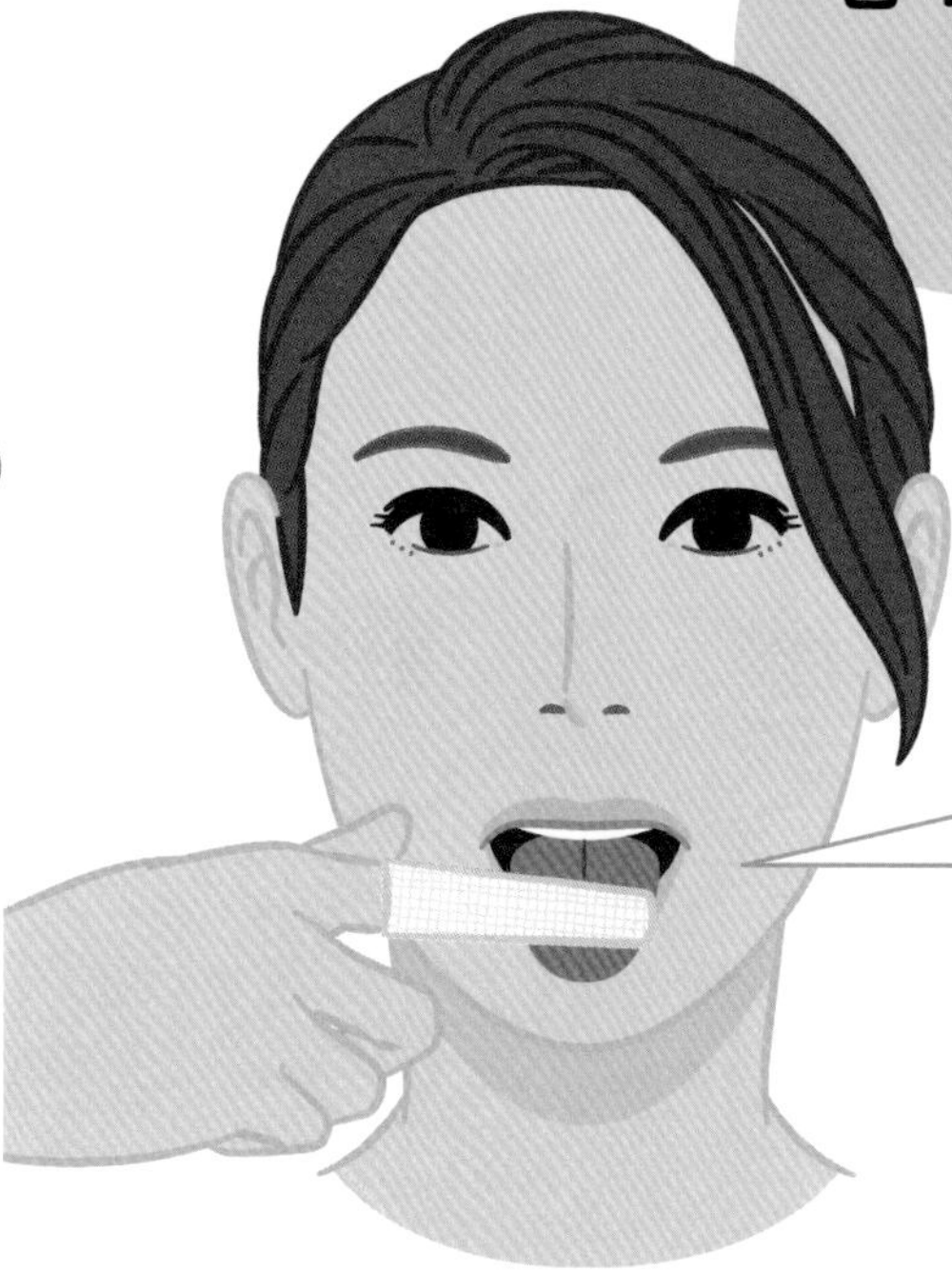

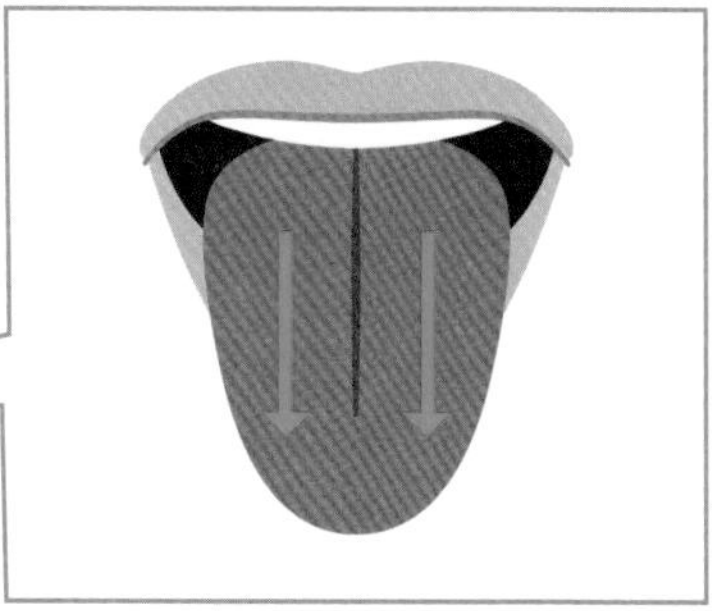

舌苔は口臭の一因になるだけでなく、舌の表面にある味蕾《みらい》を覆って味覚を鈍らせる可能性もあります。舌を清潔に保てば、塩分や糖分の過剰摂取を防ぐことも期待できるのではと私は思っています。

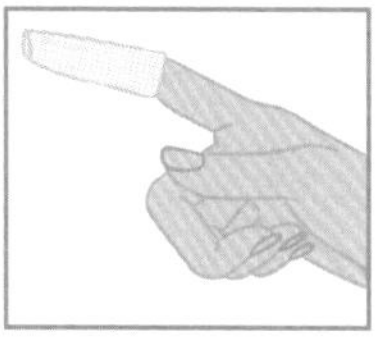

ガーゼを8cm×10cmに切る。中央に人さし指を置き、指の先が隠れるように2つに折って指に巻きつけ、端を押さえる。鏡を見ながら、ガーゼを巻いた指で、舌苔がある部分を奥から手前になでるようにこすり、汚れを取る。

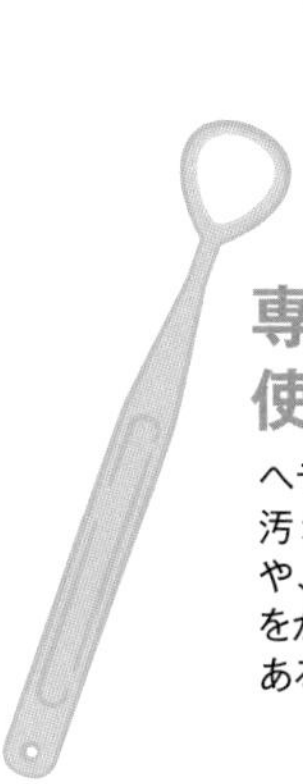

専用グッズを使っても

ヘラの部分の突起が舌の汚れをかき出すタイプや、ループ状の毛で舌苔をからめとるタイプなどがある。

研磨剤無配合の歯みがき剤を
時短になる電動歯ブラシ、アプリを賢く使おう

丁寧な歯みがきで手が疲れる人には電動歯ブラシを使う手もあります。短時間でかつ効率的にみがけ、みがき残しを防げます。ソニッケアーの歯科医向け資料によれば、「プラークを除去するには歯ブラシを1カ所に20回動かす必要がある。それには手みがきだと5～10秒かかるが、電動歯ブラシだと0・04秒で済む」とあります。隅々まで丁寧なケアをしたいのに時間が取れないという人は、このメリットを賢く利用するといいでしょう。

とはいえ、「電動歯ブラシだからキレイにみがけている」と思い込んでいる方が多いのも実情です。**電動歯ブラシとはいえ、歯の隅々に当てなければ汚れは取れません。**最近はスマートフォンのアプリと連携し、みがき方のムラをチェックする機能もあります。これは電動歯ブラシのメリットの一つです。また、電動歯ブラシでも、歯と歯の隙間はみがけないので、フロスや歯間ブラシの併用は必要です。

気をつけたいのは歯みがき剤との相性です。電動歯ブラシは当てるだけで汚れが落

ちるように設計されていますが、心配な方は研磨剤を含まないジェルタイプを使ってください。適度な振動で唾液の分泌を促すことができるというのも電動歯ブラシの長所。歯ブラシの背中部分を頬の内側に当て、マッサージ効果を狙うのもいいでしょう。

電動歯ブラシの使い方のポイントは?

使うときは、歯に当ててからスイッチを入れるようにする。浴室では感電の恐れがあるため、使用しない。初めて使用する際は弱めの出力からトライする。

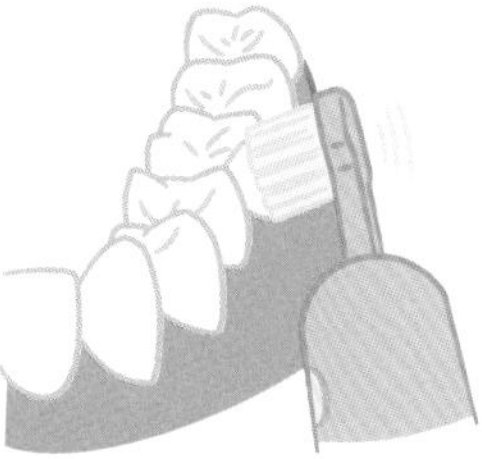

軽く当てるのみに

ブラシは歯の表面に軽く当てる。強く押しつけると、歯や歯ぐきを傷つけることも。圧が強すぎるとブザーが鳴るアラート機能付きの製品なら安心して使える。

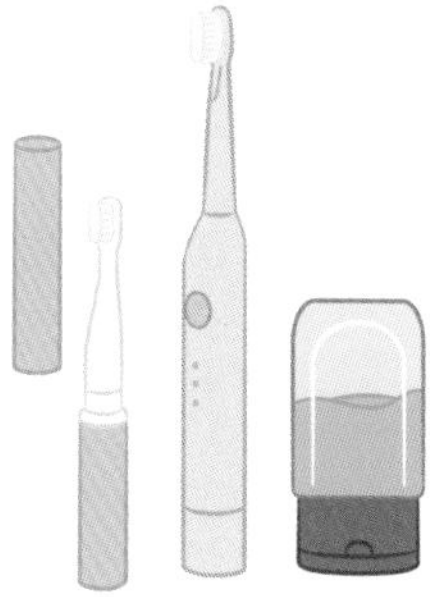

歯みがき剤との組み合わせも工夫を

過度な力で歯を傷つけたり、口の中が泡だらけになることもあるため、歯みがき剤を使うなら、研磨剤や発泡剤を含まないものを選ぶか、電動歯ブラシ専用の歯みがき剤(主にジェル状が多い)を使うのがベター。

どう選ぶ?

電動歯ブラシは、動き方に種類がある 主に2タイプ

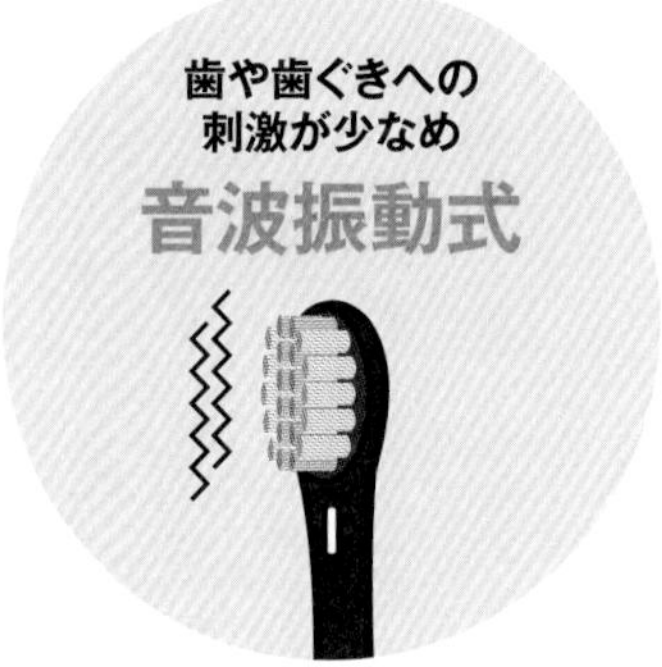

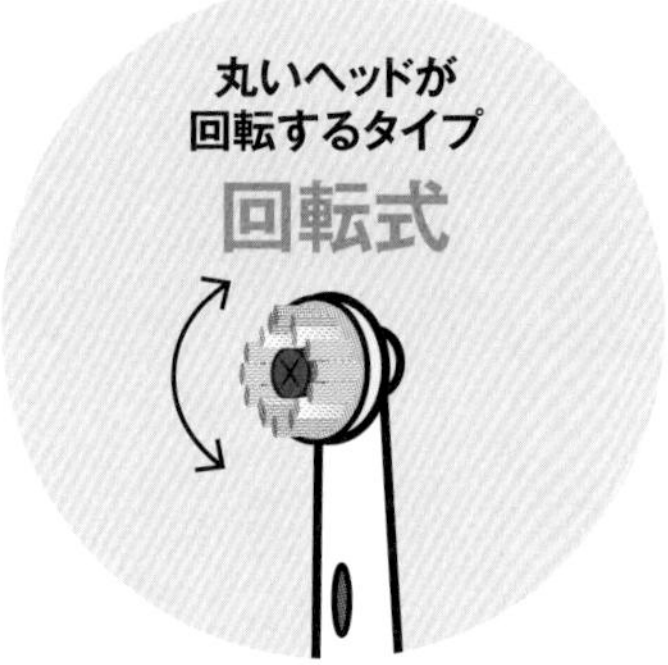

電動歯ブラシには大きく分けて、音波から発生した水流で歯周ポケット内も洗浄する「音波振動式」と、ヘッドが回転する「回転式」がある。信頼性の高いデータを集めた「コクランライブラリー」では、回転式の電動歯ブラシと手でみがく歯ブラシの効果について比較したレビューがある。これによると「電動歯ブラシは手用歯ブラシよりもプラーク(歯垢)と歯肉炎を減少する」と記されている。一例を挙げると電動歯ブラシを使用すると、手用歯ブラシに比べて短期間では11%、長期間では21%のプラーク量の減少が認められたとある。とはいえ、「他のタイプの電動歯ブラシを使用した研究が少ないため、あるタイプの電動歯ブラシが他のタイプの電動歯ブラシよりも優れているかどうかについては、明白な結論を出すことはできない」と結んでいる。

少なくとも、手用歯ブラシと同程度、場合によってはそれ以上の効果が得られるとは考えられる。ただ、必ずしも電動歯ブラシを使わないと、キレイにみがけないということはないので、必要に応じて取り入れるといい。

電動歯ブラシの毛先の硬さやヘッドの大きさ、当て方が合っているかは、検診の際に歯科医院でチェックしてもらうといい。舌みがきブラシヘッドがついているタイプもある。

第3章

加齢とともに落ちる「口の老化」を防ぐには

舌、唾液、嚥下、あご…
歯以外の口のケアを考える

“食べる力”を維持するには、歯だけでなく、
舌、唾液、嚥下といった口まわりの機能が関わっています。
この章では、口の老化を防ぐ方法、顎関節や粘膜など
歯以外のケアについて解説します。

年齢とともに落ちる「口」の機能

この4つの力が低下する

この4つの力が、「食べる」という動作を支えている。
どの力が落ちても、スムーズに食べられなくなる。
舌の力が衰えても、唾液が減っても、食べる動作に影響が出てしまう。

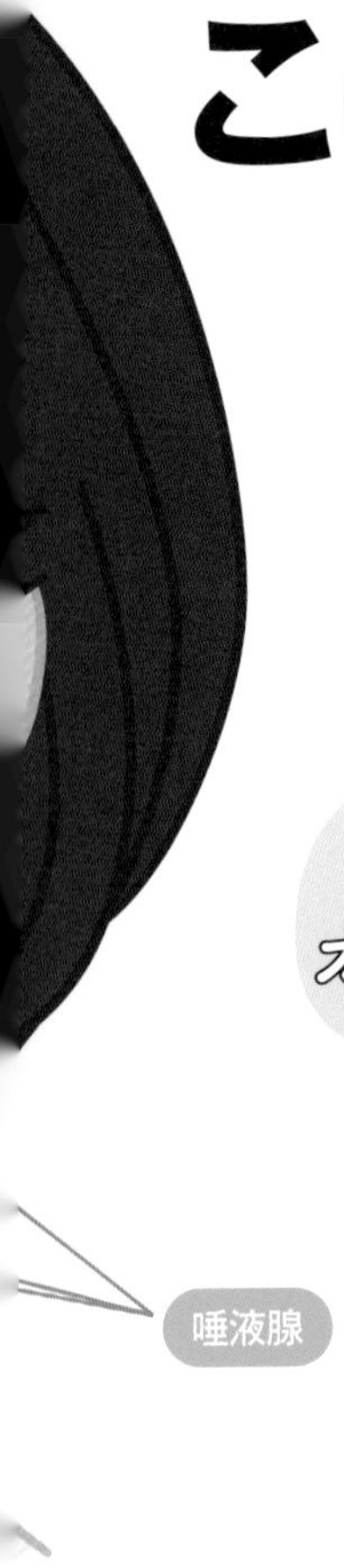

口まわりの老化、大丈夫？ オーラルフレイルチェック

当てはまる項目の点数を加算する。

	質問事項	はい	いいえ
1	半年前と比べて、硬いものが食べにくくなった	2	
2	お茶や汁物でむせることがある	2	
3	義歯を入れている	2	
4	口の乾きが気になる	1	
5	半年前に比べて、外出が少なくなった	1	
6	さきイカ・たくあんくらいの硬さの食べ物を噛むことができる		1
7	1日に2回以上、歯をみがく		1
8	1年に1回以上、歯医者に行く		1

合計の点数が

0~2点 ……オーラルフレイルの危険性は低い

3点 …………オーラルフレイルの危険性あり

4点以上 ……オーラルフレイルの危険性が高い

チェックリスト:公益社団法人日本歯科医師会

日本歯科医師会が一般向けに発表しているオーラルフレイルのチェックリスト。出典は東京大学高齢社会総合研究機構の田中友規氏、飯島勝矢氏。

1 歯の力+あごを動かす力 噛む力（咀《そ》嚼《しゃく》）

歯やあご、口まわりの筋肉を使って食べ物を細かく砕く力。歯が減ったり、義歯になっても落ちるが、口まわりの筋肉が弱っても落ちると考えられる。またあごを動かすと、その刺激で唾液の分泌が促される。

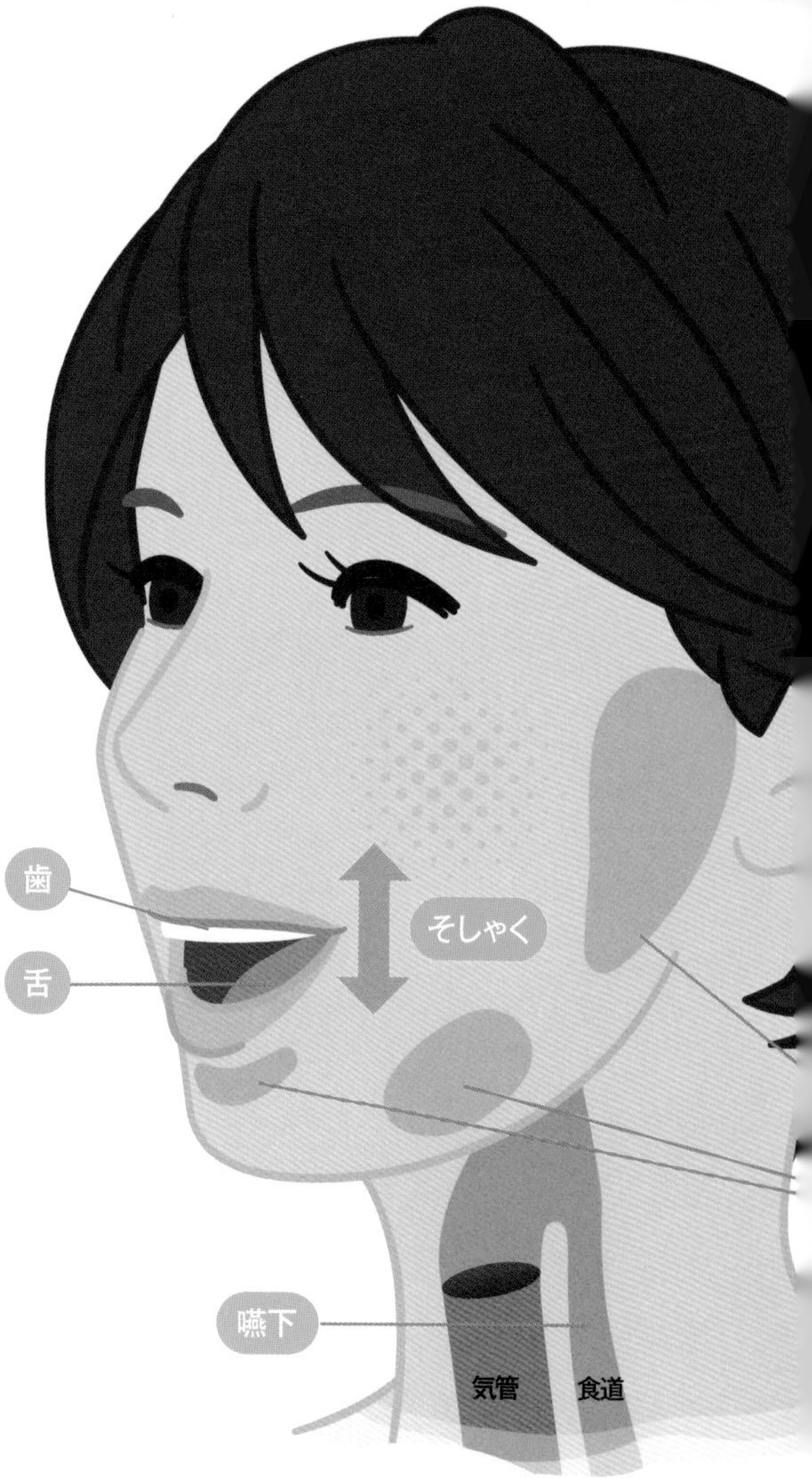

2 飲み込みをサポートする 舌圧

舌は味を感じる器官と思いがちだが、実は食べ物をのみこむ一連の作業にも欠かせない。口に入った食べ物は、舌の力「舌圧」によって、歯の上にのせられ、のどまで送り込まれる。舌圧の衰え対策に舌訓練用具の「ペコパンダ」という器具もある。

3 食道へ送る力 飲み込む力（嚥下）

食べ物を飲み込む力。のどには気管と食道があり、のみこむとき、喉頭（のど仏の周辺）が持ち上がることで、食べ物を食道に送り込む。筋力が弱まると、喉頭がうまく上がらなくなり、食べ物が気管に入る誤嚥が起こりやすくなる。

4 加齢で量が減り、乾きやすく 唾液量

1日の平均唾液量は1.5Lだが、年齢とともに減る。唾液をつくるのは口のまわりにある3つの唾液腺。唾液が減ると、スムーズに飲み込みがしづらくなる。唾液には消化を助ける作用や自浄作用もある。

口の老化は、全身の老化に影響する
4つの「口の力」が落ちていないかチェックしよう

マスクをしていると、口もとが無防備で、口まわりが老けたような気がする……と思う方もいるかもしれません。

以前は、口の老化といえば、「歯」に重きが置かれていました。とはいえ、多くの方の口の中を診ていると、歯は個人差が大きいと実感します。60歳でもケアが行き届き、驚くほどしっかりした歯の方もいますし、若くても歯が弱っているケースもあります。一方で、**噛む力、舌の力である舌圧、唾液量など、歯以外の口のまわりの機能は、加齢とともにだれもが徐々に落ちていきます。**

そこで、今注目されているのが「オーラルフレイル」です。オーラルとは英語で「口」。フレイルは「虚弱」を意味し、体の筋力や心身の活力が低下した状態を指します。つまり、**「オーラルフレイル」とは、口の機能が弱っている状態**のこと。具体的には、「飲み込みづらい」「滑舌が悪くなった」など、ささいな老化から始まります。オーラルフレイルの人は、そうでない人に比べ、死亡リスクや要介護リスクが上がるという調査

＊J Gerontol A Biol Sci Med Sci.2018 Nov 10;73(12):1661-1667

結果も報告されています[*]。

オーラルフレイルは60代後半以降に顕著になりますが、実際は40代後半ごろから兆候が出始めます。日常生活の中で、会話の滑舌が悪くなった、硬いものが食べにくい、食事のときにむせる、などが思い当たれば、オーラルフレイル予備軍かもしれません。気になる人は、１００ページの「オーラルフレイルチェック」を行ってみてください。口の老化が進んでいないか確認しておくことは、オーラルフレイルを防ぐことにつながると考えられます。

特に、留意したいのは、年齢とともに落ちやすい「噛む力」「舌圧」「唾液量」「飲み込む力」の４つの力。口の健康を支えているのは歯だけではありません。**「食べる」には、口全体の機能が重要です。**

「食べる」動作は、しばしば餅つきに例えられます。

口の中は臼、歯は杵《きね》、噛む力はつき手の筋力、こねる人は舌、打ち水は唾液になぞらえられます。つまり、歯である杵は欠かせませんが、ほかの力もなければ、餅はできません。こねる舌の力や打ち水である唾液も必要です。力が弱い人がつき手だと、餅になりません。そして、できた餅を食道へと送り込むには飲み込む力も必要というわけです。次ページから対策の考え方をご紹介します。

口まわりの〝筋肉〟に着目

舌やあごもしっかり動かしておこう

何歳になっても食事をおいしく、自分の口で食べるには、歯のケア以外にこの口まわりの４つの力を意識したセルフケアのポイントをぜひ覚えておいてください。

全身の老化対策において、筋肉が重要視されるように、口まわりの老化対策でも筋肉は大切です。口の咀嚼《そしゃく》筋の力が落ちると、噛む力が弱まります。また、舌も筋肉ですが、この舌の力が弱まるとうまく食べ物をこねられません。そして、食べ物を飲み込んで食道に送る「嚥下」では、のどの筋肉が使われますが、のどの筋肉が衰えると、食べ物が飲み込みにくくなります。

そこで、実践してもらいたいのが４つのメソッド。口まわりを鍛える方法にはさまざまな種類がありますが、エッセンスを取り出したら、この４つに集約されると考えています。口の中のどの部分に働きかけているのかを理解して行えば、より効果的です。

一つ目は口をしっかり開けて、あごを動かすこと。二つ目が、唇や舌をしっかり使う動きです。「パ」「カ」「タ」は、それぞれ舌の動きが必要な発音。口腔機能検査でも「パパパパパ」「カカカカ」「タタタタ」などと1秒間に続けて何回発音できるか調べます（詳しくは111ページ）。

三つ目のメソッドでは、のどの周辺にある、飲み込みに関わる筋肉を鍛えます。誤って気道に食べ物が入ってしまうことを「誤嚥」といいますが、こののどの筋肉を鍛える動きで、のどの老化を防ぎ、誤嚥予防に役立てましょう。

これら3つの体操を行えば、噛む力、舌、飲み込む力が鍛えられます。口まわりを動かすことで唾液量も増やせるため、4つの力を維持できます。口の乾きが気になる人は、3つの唾液腺の位置を把握し、マッサージでしっかり唾液を出す方法も覚えておくといいでしょう。

なお、舌の筋肉量は体の骨格筋の量と相関があるともいわれます。筋トレを行い、全身の筋力をつけることも有効だと考えられます。日常的にマスクをつける生活だと、口をあまり動かさなくなるので、会話をするときは意識的に口を大きく開けて動かしましょう。

思いきり口を大きく開けて歌う、本の音読をする、早口言葉をいう、といったことも効果的です。滑舌が悪くなったように感じる人は「舌のトレーニング」をぜひ習慣にしてください。

「噛む力」を落とさない

1 あごを大きめに「あ」「い」「う」と動かす

口を「あ」の形に大きく開く動きは、噛む力の維持に役立つ。次に、唇を「い」と「う」の形にすると、舌や唇の筋力がアップして可動範囲が広がる。22ページの「いーあーストレッチ」ではこの動きの「い」「あ」をしつつ、口の中をチェックする。

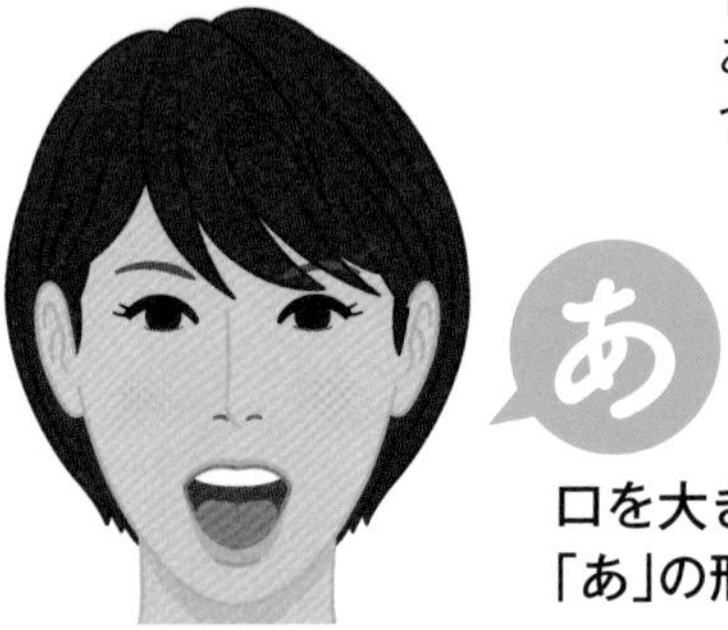

口を大きく開けて「あ」の形にする。

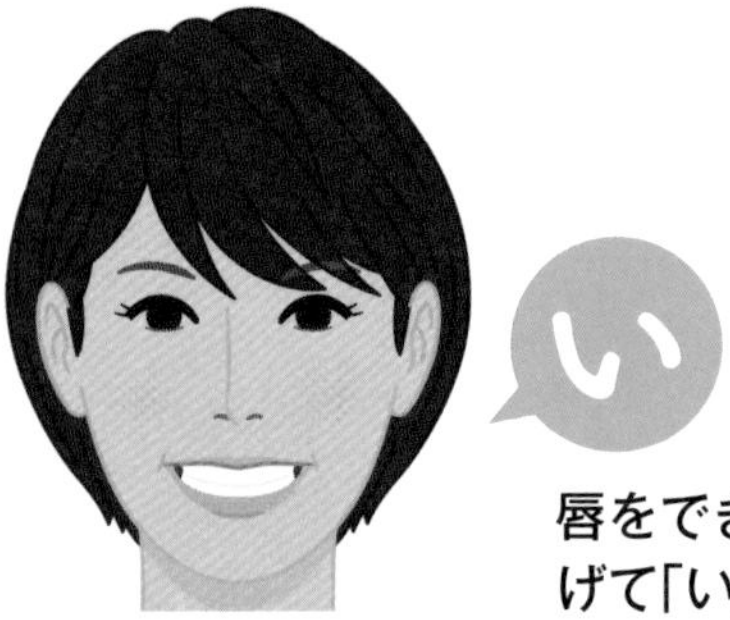

唇をできるだけ横に広げて「い」の形にする。

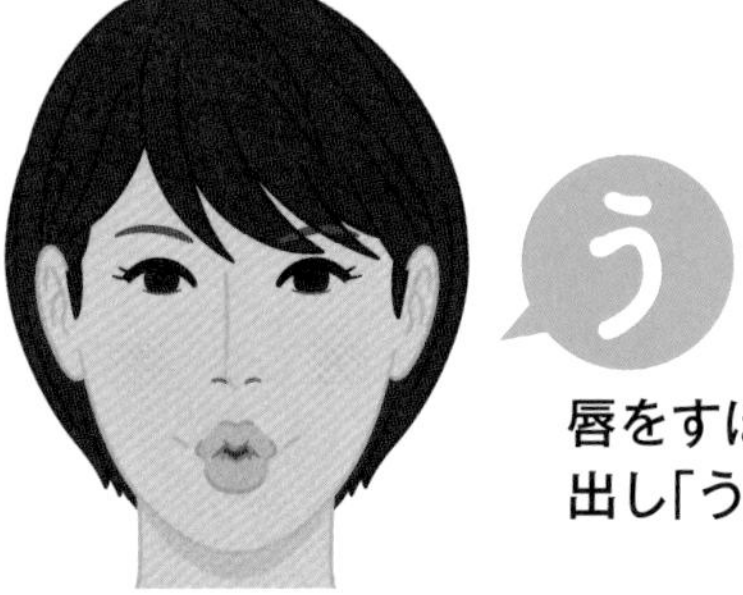

唇をすぼめて前に突き出し「う」の形にする。

「あー、いー、うー」の形に口を大きく5回動かす。声を出して行ってもよく、これを1日に1セット行う。顎関節症の人は「あ」は行わないで、「い」と「う」だけにする。

「舌圧」を落とさない

2 舌を使った発音を意識的に

口を「パ」の形に開くことで、唇を開閉する筋肉を鍛えて食べこぼしを防ぐ。「カ」「タ」と発音するときは舌を使うため、舌圧の低下予防効果が期待できる。「ラ」を加え「パタカラ体操」を勧める専門家もいる。

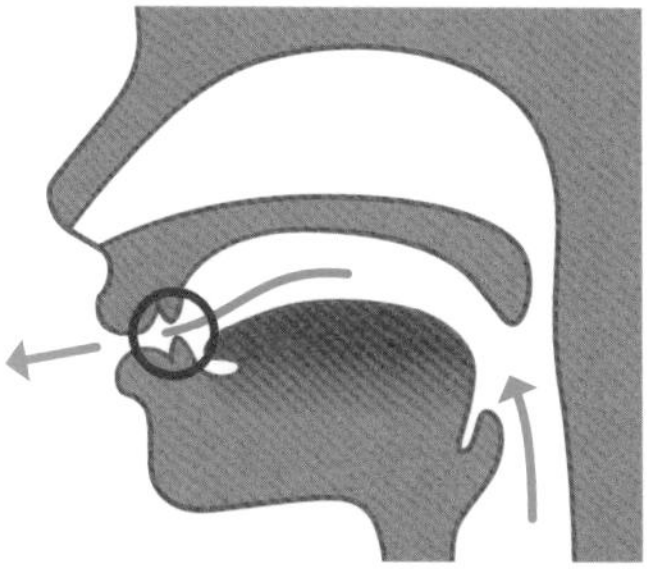

パ

唇を弾くようにして
「パ」と発音する。

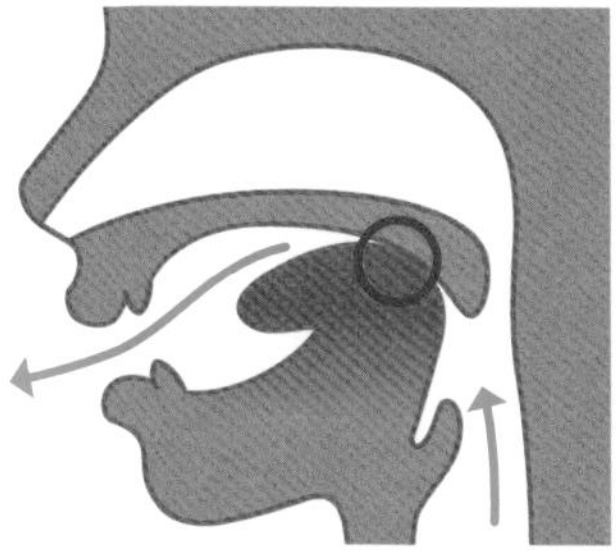

カ

舌の後方を上あごの奥につけて
「カ」と発音する。

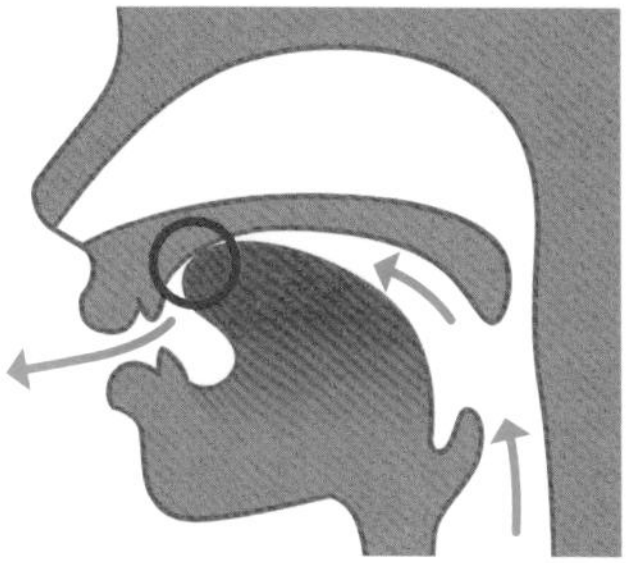

タ

舌先を上の前歯の裏につけて
「タ」と発音する。

同じ発音
8回ずつ
×
1日2セット

パ、カ、タは唇や舌の動きが必要な発音。「パパパパパ…」というように、同じ音を8回ずつ順に発音していく。舌や唇の筋肉をできるだけ素早く巧みに動かすことを意識する。これを1日に2セット行う。

「飲み込む力」を落とさない

ごっくんトレーニング 3

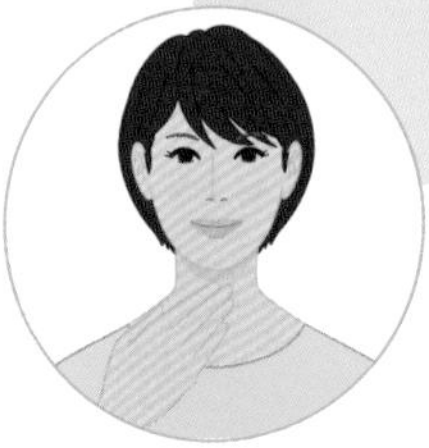

飲み込むという動作は複雑で、舌が押し上がり、喉頭が上がることで、食べ物の塊を食道へと送り込む。こうやって協調した動きで行われているが、加齢とともに喉頭が上がりにくくなる。これは飲み込む動作のトレーニング。

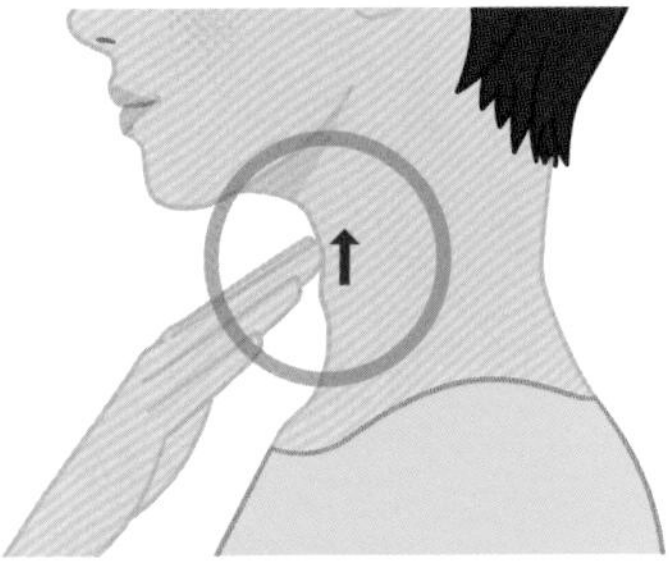

のどに手を当ててあごを引く。ゴクッと飲み込んだときに出っ張るところを指で上げる。

5秒キープ
×
1日1セット

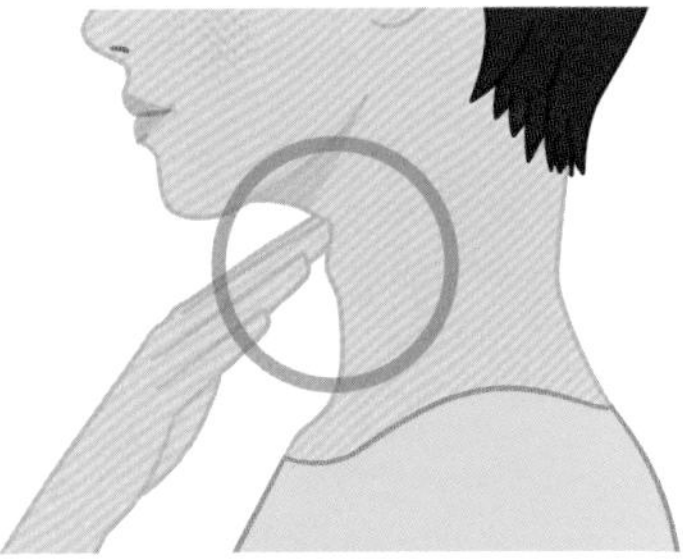

出っ張りを指で上げたままの状態で５秒間保つ。その後、おなかから一気に息を吐き出す。

のどを動かす筋肉を鍛える動き。指で5秒間保つのが難しいときは、もっと短くてもいいので1日1セット行う。呼吸器疾患のある人は行わない。

唾液量を確保

じんわり押して、ドパッと唾液を出す

4 唾液腺マッサージ

唾液腺は3カ所あり、外側から押して刺激すれば、唾液が分泌される。口を動かしても出るが、口が乾くのを感じている人は、3カ所を意識的にマッサージするといい。

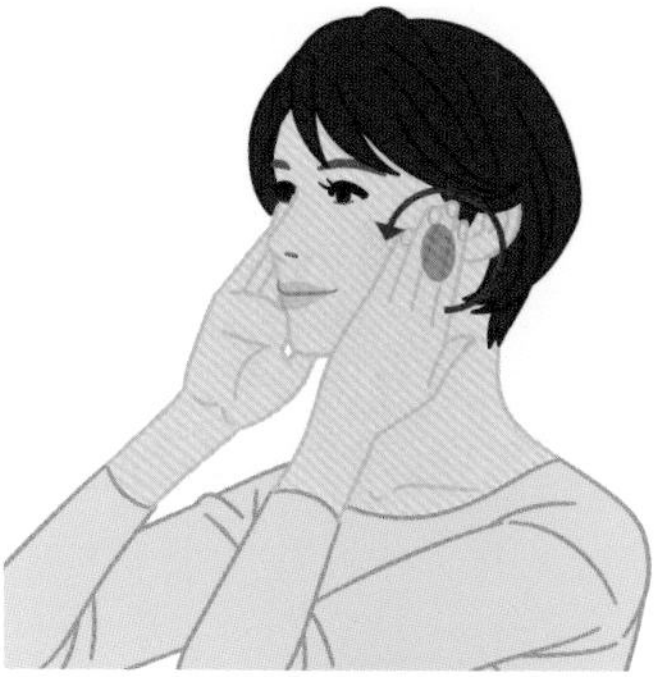

耳下腺《じかせん》

耳の前から上の奥歯あたりに4本の指をおき、後ろから前に向けて円を描くようにマッサージする。

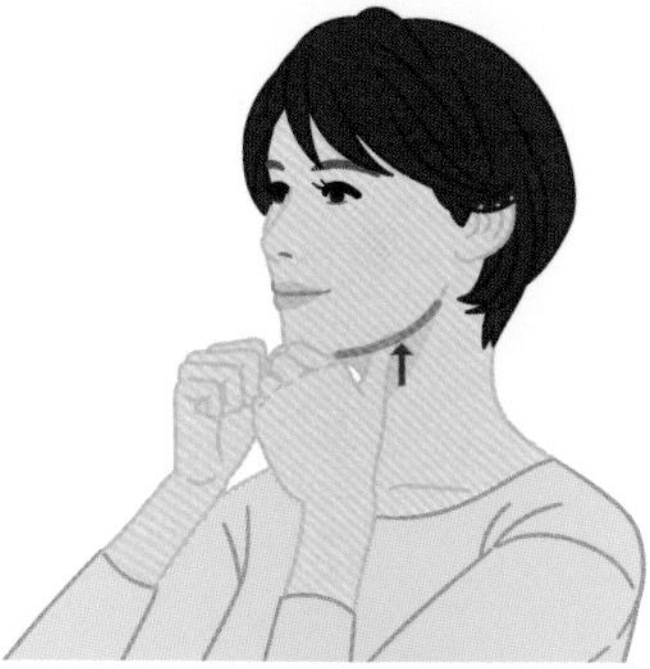

顎下腺《がくかせん》

あごの骨の内側に親指を当て、首に近いほうからあご先に向け、移動しながら押していく。

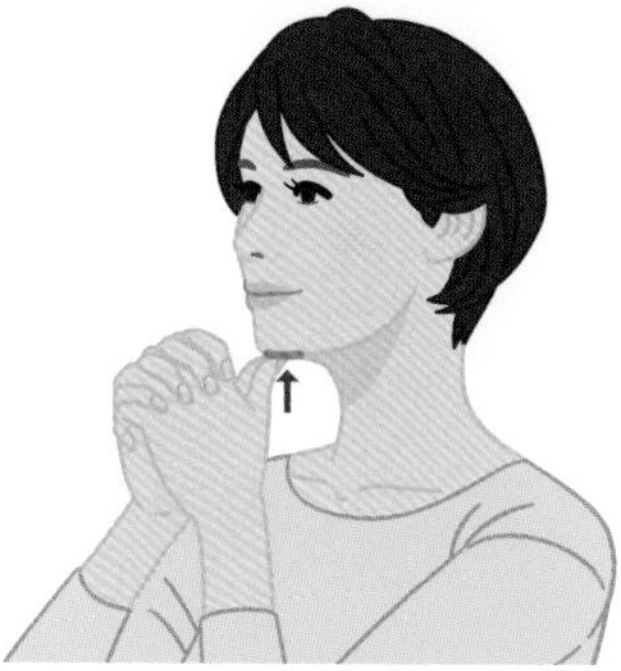

舌下腺《せっかせん》

あごの真下を両手の親指をそろえて、突き上げるように押す。

乾きを感じたときや、食前に行っておくといい唾液腺マッサージ。舌下腺からはネバネバ、耳下腺からはサラサラ、顎下腺からはサラサラとネバネバの唾液が分泌される。どちらも大切なので、3カ所を刺激するといい。

オーラルフレイルになると食事が偏ってしまう

歯だけでなく、口全体の機能に目を向けておこう

オーラルフレイルになると、どんな問題点があるのでしょうか。口まわりの筋力が低下すると、歯を失った場合と同じように、肉類や葉物野菜などをうまく噛み切れなくなります。食事のメニューにそういったものを取り入れなくなるため、たんぱく質やビタミン類などの摂取が減少し、栄養不足になります。高齢者では体の衰弱にもつながります。

オーラルフレイルは口の虚弱ですが、そのまま放っておくと、全身の虚弱状態である「フレイル」につながりかねません。そのため、口から行う健康寿命を延ばす方策として、口まわりのケアが欠かせないというわけです。

オーラルフレイルは進行すると、口腔機能低下症に移行します。一部の歯科医院では口まわりの機能低下を調べる口腔機能低下症の検査が受けられます。

以前は咀嚼（噛む力）や嚥下（飲み込む力）など、口の中の機能が落ちているかどうか、個別に検査していました。しかし、口の中の機能は相互に関連し合っていることがわ

かってきたため、今は一体的にとらえるようになったのです。

口腔機能低下症かどうかは、７種類の検査を行い診断します（左表）。例えば、咀嚼機能の低下を調べる検査では、グミゼリーを20秒間噛んでから吐き出し、歯でどれくらい細かく粉砕できたかを10段階で判定します。このように、実際の「食べる力」を調べています。

40代くらいからぜひ「食べる力」が落ちていないか、口の機能が落ちていないか自分で確認し、対策を行うことで、健康寿命を延ばすことに役立ててもらいたいと思っています。

口腔機能を調べるには？

1. 口の汚れを舌苔の付着程度で判定
2. 口の粘膜の湿潤度と唾液量を計測
3. 咬合力を計測し、残存歯数を数える
4. パ・タ・カを１秒あたり何回言えるか計測
5. 舌圧計測器で最大舌圧を計測
6. グミゼリーを咀嚼し、粉砕度を計測
7. 嚥下に関するアンケート

口腔機能が低下しているかどうかは、専用の検査機器を備えた歯科医院で検査できる。保険診療の対象は従来は65歳以上だったが、2022年４月からは50歳以上へと適用範囲を拡大。上の７種類の検査を実施し、判定基準を下回る項目が３つ以上ある場合は「口腔機能低下症」と診断。生活指導や訓練指導を受けられる。

4つの動きで顎関節症《がくかんせつしょう》チェックを

あごの動き、スムーズですか？

「口が開けづらい」「あごが痛い」「口を開けるとカクカク音がする」といった症状を訴えて来院される方がいます。いわゆる「顎関節症」です。判断基準として①口を開けた時に人差し指から薬指までの３本が縦にすっと入るか、②開ける際に真っすぐ開くか、③開け閉めの際に痛みや音がするか、④スルメやタコといった硬い食物を噛んだ際にあごや顔に痛みがあるか……という4つの項目をチェックしながら診察します。①～④すべてに問題点があれば顎関節症の危険性があると考えます。特に③④のように痛みを伴う場合や、症状が続く場合は、早めに受診してください。

顎関節症の原因は完全には解明されていませんが、歯ぎしりやかみ合わせのアンバランス、むち打ちなどの外傷やストレスといった要因が複雑に絡み合い、**強い力が顎関節にかかることで生じる**とされています。症状の経過にも個人差があります。

治療は、スプリント療法（マウスピース装着）、理学療法（マッサージなど）、行動療法（歯ぎしりや食いしばり、姿勢の改善などを含む生活指導）が基本で、これらの治療で症状が緩和する方がほとんどです。かみ合わせを良くするために歯を削る・かぶせ物をやり直す・歯列矯正でバランスを良くするといった不可逆的治療は第一選択ではないと世界的なガイドラインにも示されています。**まずは基本の治療で痛みが消失するのを確認**してから、再発につながるリスク要因をなくす目的で不可逆的治療を徐々に取り入れるのが安全だと考えられています。

あごの開き方で顎関節症のチェック

これら4項目が主に判断基準。
③と④のように痛みがある場合は要注意。
受診しよう。

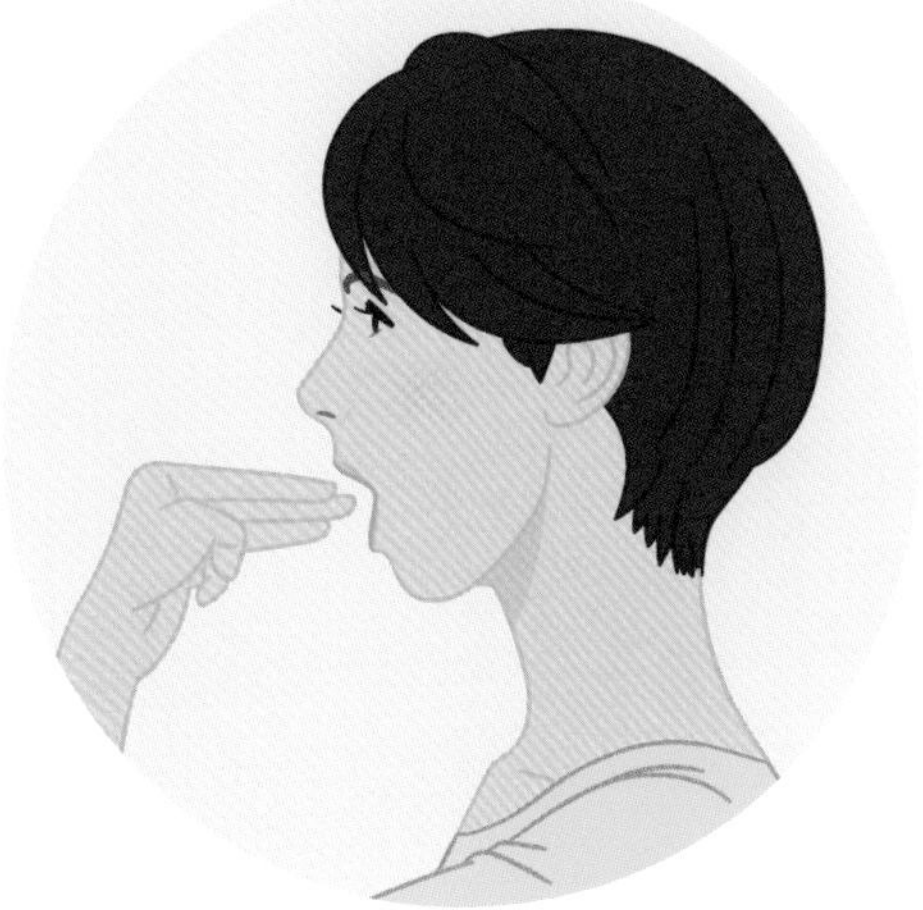

1 口を開けた時に指3本が縦にすっと入る？

2 開ける際はまっすぐ？

3 開け閉めの際に痛みやカクカクした音がない？

4 スルメやタコといった硬い食物を噛んだときに痛みがない？

舌が下がり、上下の歯が接触しているのはダメ

歯や舌の位置を意識しよう

普段、自分の舌や歯の位置が正しいのかどうか、などと考えたことはないと思います。ですが、最近この位置が正しくないために、トラブルが起こると指摘されるようになりました。その一つがＴＣＨ（歯列接触癖：Tooth Contacting Habit）です。

口を閉じているときに上下の歯は離れているでしょうか？　実は、接触している場合は、ＴＣＨに当たります。**本来であれば、上下の歯は離れており、食事や会話などで1日20分程度しか接触しないとされています**。この接触時間が長くなると、歯に負荷がかかるだけでなく、筋肉や関節に負担をかけ、顎関節症につながります。また、ＴＣＨの人は寝ているときに歯ぎしりをしていることも多いのです。

そこで、気づいたときに、上下の歯が接触しないよう離す習慣をつけることが大切です。パソコンの横などに「歯を離す」などと書いて貼っておきましょう。

もう一つは、**「低位舌《ていいぜつ》」という舌の位置の問題**です。本来、口を閉じたとき、舌は上あごにぴったりくっつき、舌先は上あごの裏あたりにつくのですが、下あごにだらり

と落ちている場合があります。これは舌の筋力が落ちているサインで、口がポカンと開き、口呼吸にもつながります。107ページで紹介したような舌の体操などでしっかり舌を動かしたり、普段から舌の位置を確認することが大切です。

意識したことがある？ 舌の正しい位置

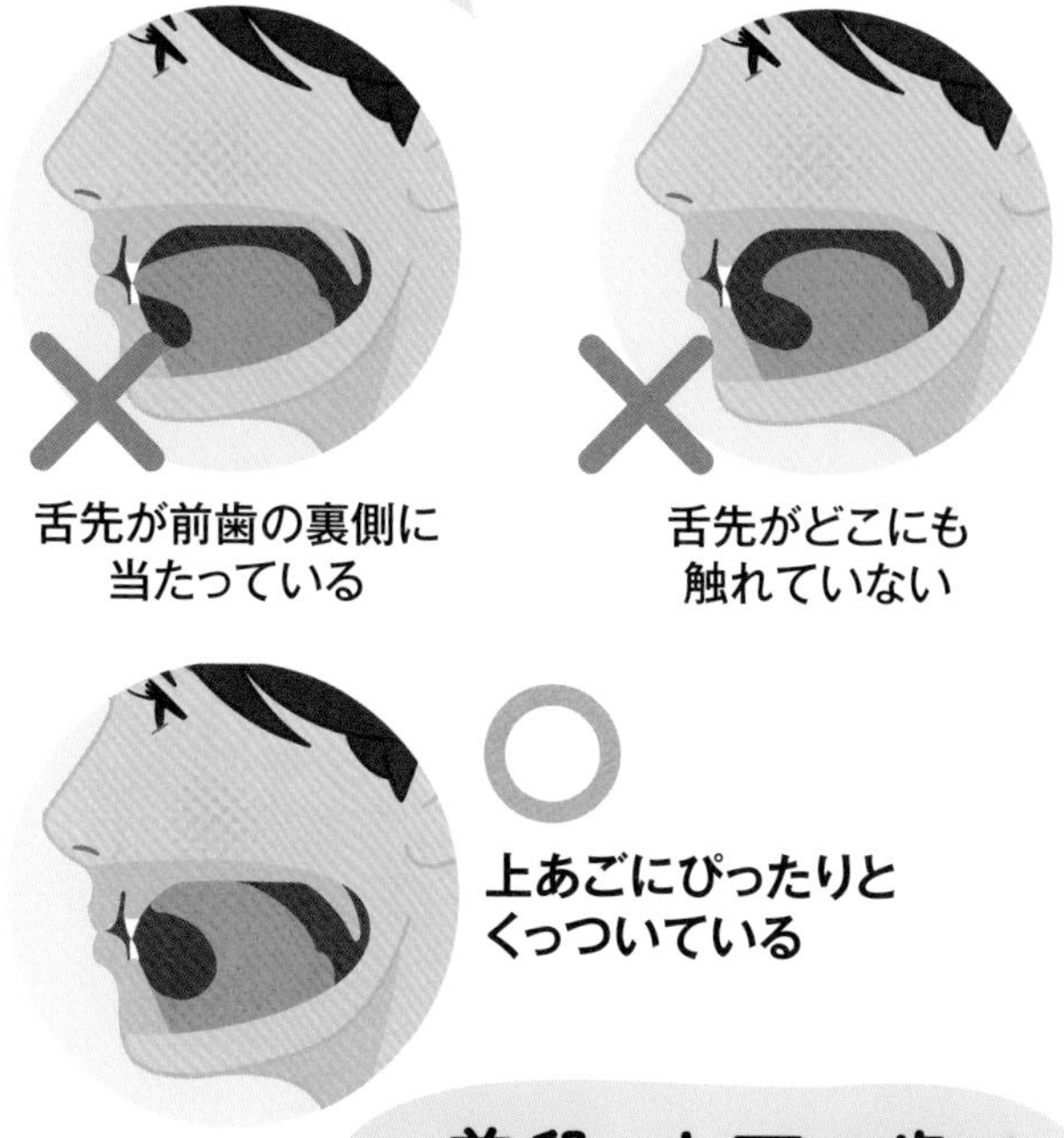

普段、上下の歯は噛み合わせない 歯の正しい位置

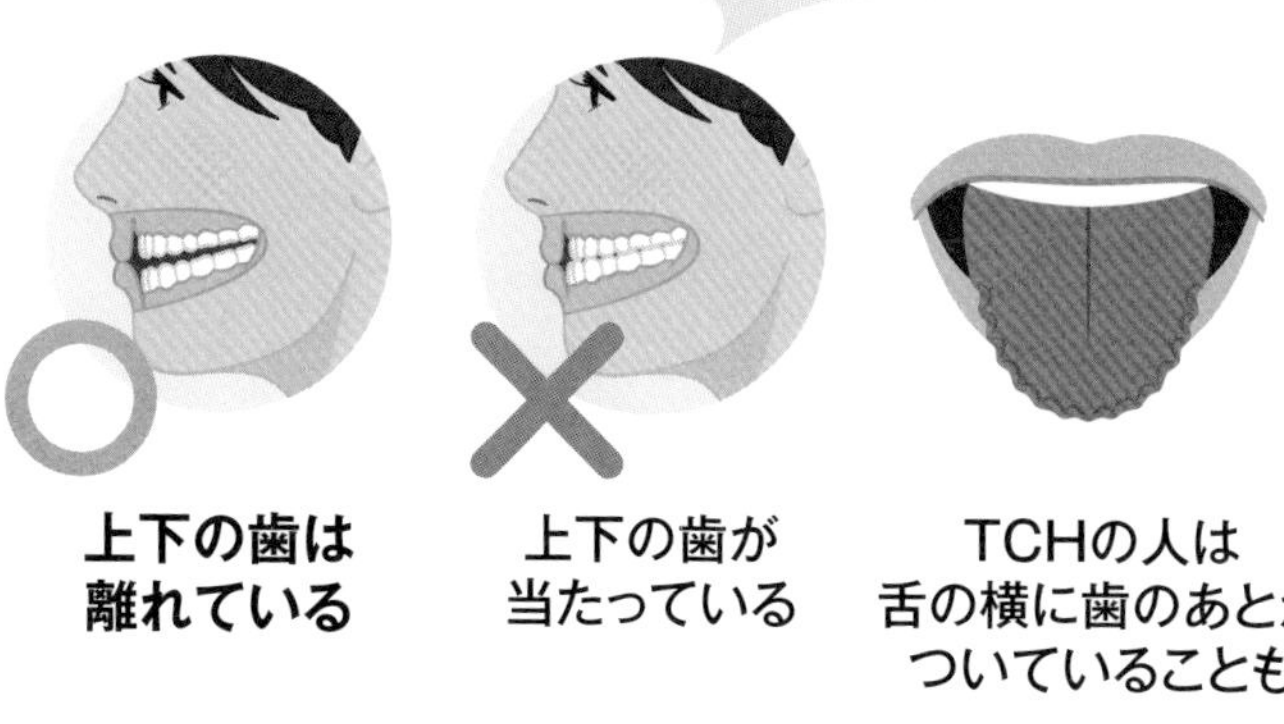

2週間、気になる症状が続くなら受診を

痛みなどが乏しい口腔がんはセルフチェックが大切

口の中の病気では、「舌がん」が気になる人もいるかもしれません。堀ちえみさんが罹患されたことで注目されました。**初期は痛みなどの自覚症状が乏しいことも多く、**自分の目で見える部位にできるわりには、発見が遅れやすいがんです。

口の中に痛みが出る病気には帯状疱疹《ほうしん》や口内炎などがありますが、口腔がんで多いのは舌がん。ほかに歯肉がん、頬の内側にできる頬粘膜《きょうねんまく》がんなどがあります。

がんを見分ける一つの目安は、見た目の色や硬さに違和感があること。舌は本来弾力がありますが、そこに、軟らかい潰瘍ができ、色もまわりと違う場合は要注意。一方、軟らかい頬の内側に発症する頬粘膜がんは、硬いしこりになります。

早期発見のためには、日ごろから鏡で口の中を見る習慣を。口の粘膜のターンオーバーは2週間程度なので、気になる兆候が2週間以上続くなら受診しましょう。かかりつけ医で経過をみて、必要があれば専門の医療機関を紹介してもらうのがいいと思います。自己判断せずにチェックを受けるようにしてください。

口の粘膜は ここをチェック

次ページから紹介するプロセスで、口腔粘膜をチェックするといい。下の項目に当てはまり、2週間以上続く場合は受診しよう。

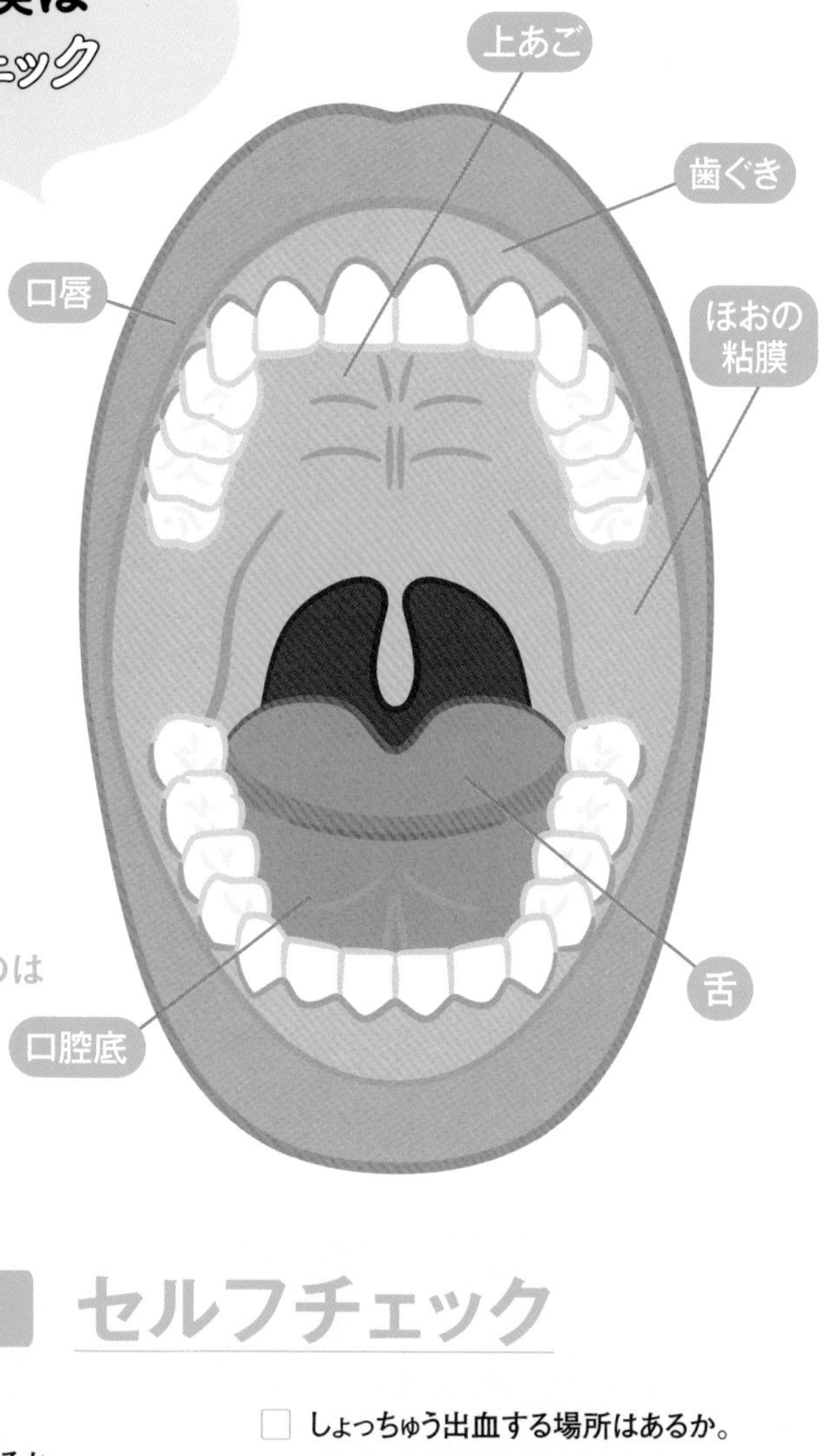

チェックするのは
ココ！

口腔がんの セルフチェック

- □ 歯ぐきの腫れや、盛り上がった部分があるか。
- □ 傷ができている部分があるか。
- □ ほかの場所よりも赤い部分や白い部分があるか。
- □ 触ると硬く感じるしこりがあるか。
- □ しょっちゅう出血する場所はあるか。
- □ 何かできものができたりしているか。
- □ 唇や舌にしびれを感じているか。
- □ 歯がグラグラしているところがあるか。
- □ 耳の下、首の付け根などが腫れているか。

膜チェック法

口の中全体はこの8つの方法でチェック。
頬を引っ張ったり、唇をめくったりして満遍なく観察しよう。

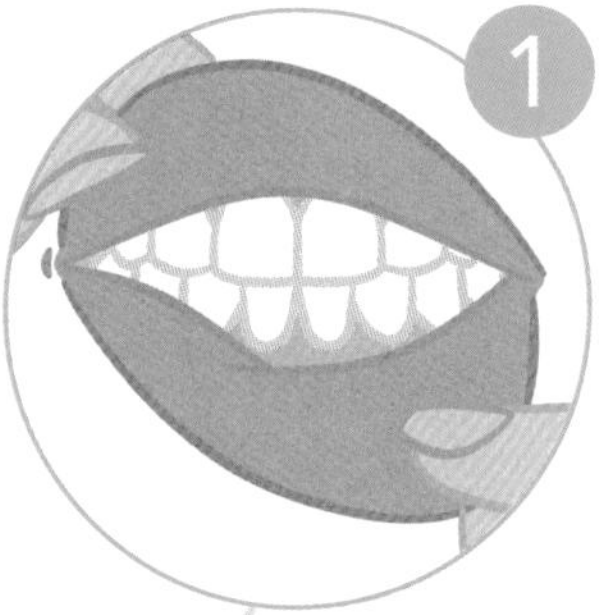

❶上下の唇を指で優しく裏返して、唇の裏側にしこりや腫れがないかどうか確認。

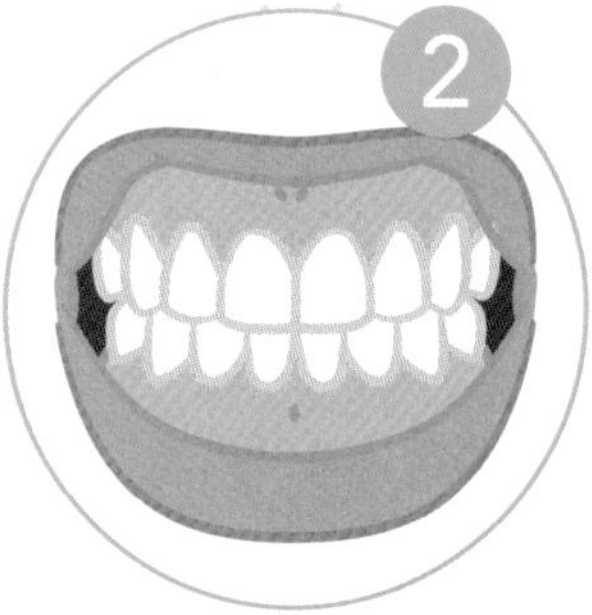

❷歯を合わせたまま唇を横に広げて、前歯の歯ぐきの形や色に異常が見られないか観察する。

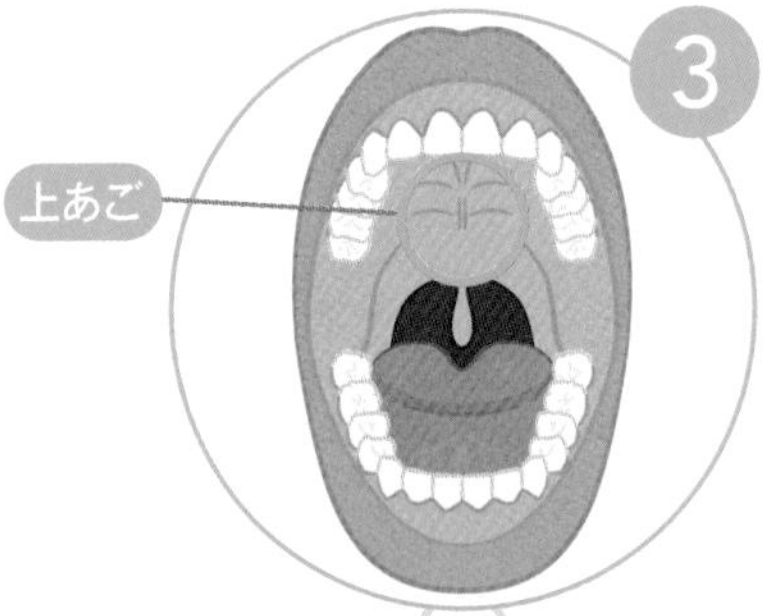

❸口を開き頭を後ろに反らせる。口の中に光を入れて見やすくして、上あごの状態を確認。

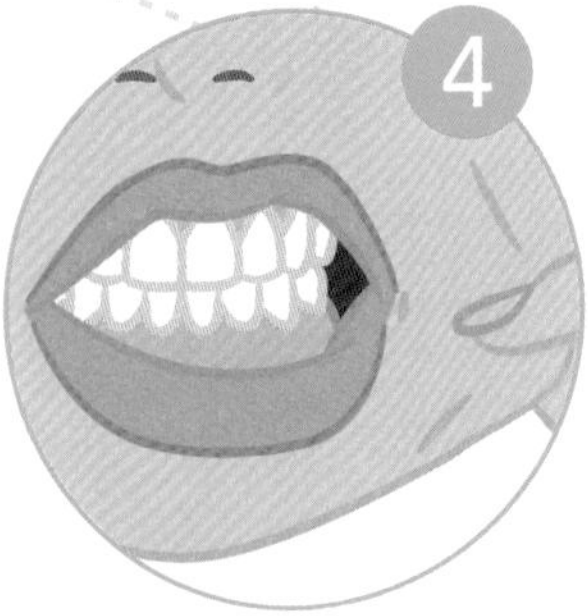

❹指で頬をつまみ、奥歯の歯ぐきを観察。上下とも念入りに見る。

週に1回は見よう 口内の粘

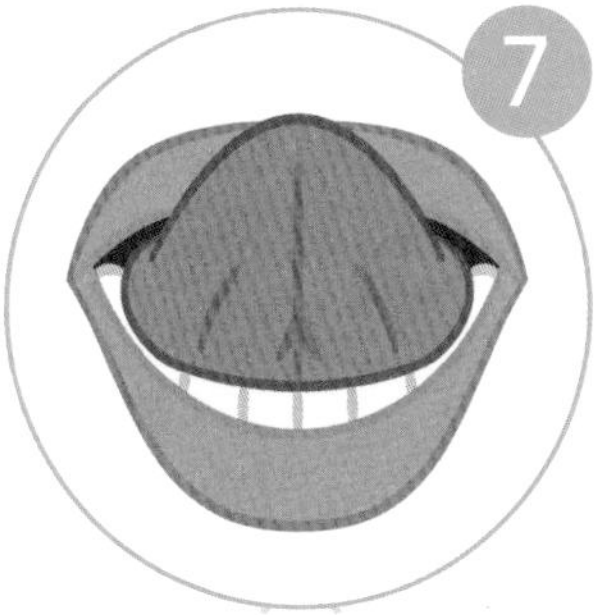

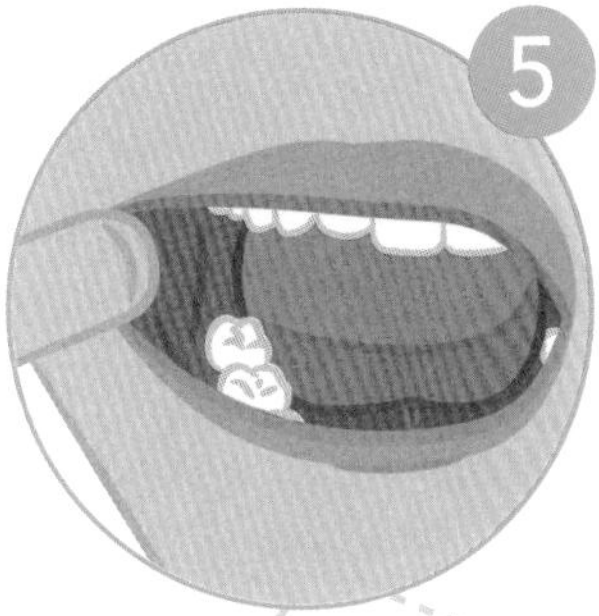

❼❽舌の裏側や、舌を斜め前に出し、舌根と側面に白っぽい部分やただれ、しこりがないか確認。がんができやすい部分なので慎重に。

❺口を大きく開けて、頬の内側の粘膜に膨らみ、色の変化がないかを調べる。

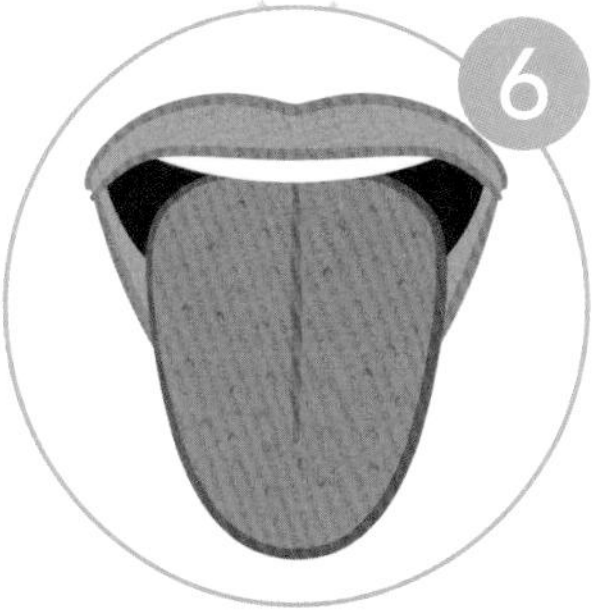

❻舌を前に出して観察する。白っぽい部分やただれ、しこりがないかも確認。裏側も同様に。

よくある粘膜の不調

口内炎を早く治したいときは？

口の中の粘膜の不調といえば、口内炎に悩まされる人もいるだろう。

一般的な口内炎は、円形状の白っぽい潰瘍ができる「アフタ性口内炎」。歯で噛んだ傷やストレスなどが原因で生じると考えられている。パッチや塗り薬などの市販薬があるが、中にはレーザーを照射し、痛みを和らげる治療を行っている歯科医院もある。まずは食事の栄養バランスを整え、体を休ませることも大切だ。意外と見逃しがちな点だが、口の中を衛生的に保つことで治りも早まる。

2週間以上続く場合は、別の病気も考えられるため、受診を検討したほうがいい。

口内炎の主な市販薬

パッチ

口内炎の部分に貼るタイプ。痛みや腫れを鎮めるほか、食べ物などの刺激から保護する役割もある。口の中で自然に溶けるタイプもある。抗炎症効果のあるステロイド成分「トリアムシノロンアセトニド」を配合しているタイプのほか、ノンステロイドタイプもある。「口内炎パッチ大正Ａ」や「トラフルダイレクトa」など。

塗り薬

軟膏タイプで、パッチと同じステロイド成分「トリアムシノロンアセトニド」を使っていることが一般的。痛みや腫れを鎮める。パッチが貼りにくい部分にはこちらが適している。「トラフル軟膏PROクイック」「口内炎軟膏大正クイックケア」など。ノンステロイドタイプは「トラフル軟膏」「口内炎軟膏大正A」など。

スプレー

手が届かない部分にも使えるタイプ。痛み・腫れを鎮める抗炎症成分「水溶性アズレン」のほか、殺菌成分「CPC」が配合されている市販薬が一般的。「チョコラBB口内炎リペアショット」「トラフル クイックショット」など。

飲み薬

抗炎症成分のトラネキサム酸が含まれる治療薬（「トラフル錠」）や、粘膜の働きを正常化するビタミンB群を配合した緩和薬（「チョコラBBプラス」）などがある。

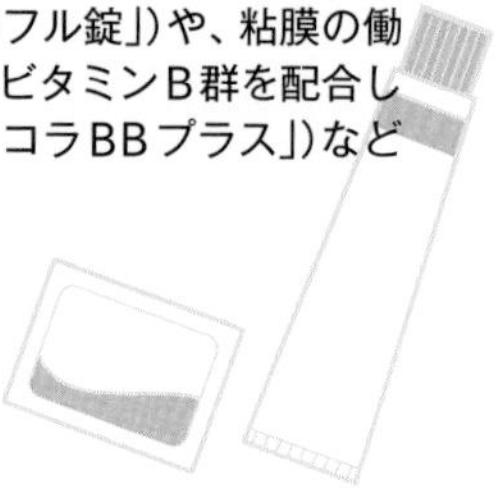

第4章

歯を守る食事とは

噛み応えのある食材を意識し、酸性度の高い食材には注意

私たちの口や歯は、
日々、飲食物にさらされています。
どんなことに気をつけておくといいのでしょうか。
ポイントをまとめました。

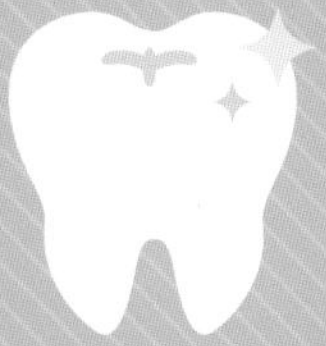

チーズをちびちびかじるのはいい？

歯を守る食事 ＷＨＯが発表したルール

歯を守り、口の健康を長く維持するには、どのような食事がいいのでしょうか。食べ物の硬さや酸性度など、さまざまな条件がありますが、まず全般的なお話からしたいと思います。

少し古いのですが、２００５年に世界保健機関（ＷＨＯ）が発表した「歯と口腔の疾患および健康に関する食事」*という総説を中心に、世界中でさまざまな研究データが出ています。その一部を紹介しましょう。歯を守る食事は、４つのポイントに集約できると考えられます。

①**肉や魚、大豆などに含まれる良質なたんぱく質をしっかりとること**。必須アミノ酸が不足すると免疫系統が低下し歯周病リスクが上がります。何よりたんぱく質は、筋肉など身体をつくる材料なので、口まわりの筋肉が重要なオーラルフレイル予防の観点からも欠かせません。

＊Bulletin of the World Health Organization 2005;83(9);694-699

②**抗酸化物質（ビタミン、ミネラル、ポリフェノール）を含む食品**は、歯周病菌によって引き起こされた炎症刺激で生じる活性酸素やフリーラジカルを無害化するので、歯周病予防に効果的。体内でつくられる抗酸化酵素は加齢とともに減っていきますから、**果物や野菜、お茶やコーヒー、ナッツ類**などを毎日の食事でまんべんなく補給するよう心がけましょう。

③**熱すぎる飲み物や炭火焼きは口腔がんの危険因子になる**ので要注意。逆に、ビタミンCを含む果物や野菜、全粒穀物は予防因子になります。

④**砂糖が虫歯の発症に関わる最も危険な因子**であることはみなさんご存じでしょうが、一方、**チーズ（特にハードタイプ）はシュガーレスガム同様、虫歯の予防に効果的**です。食後にゆっくりハードチーズをかじることで、カルシウムやリンといったミネラル成分が唾液中にとどまり歯の再石灰化を促してくれるそうです。

ただ、口の中を酸性にしてしまうワインとの組み合わせは、この効果がなくなってしまうので気をつけましょう。

軟らかい食材ばかり食べていない？

噛み応えのある食材で「噛む力」を維持する

噛む力が衰えてくると、あまり噛まなくて済む軟らかい食品を好むようになります。そのため、噛む力がますます衰えてしまいます。自分がどれくらいの硬さの食品を噛めているかを知るには、「山本の咬度表」が参考になります。

これは、総義歯の人の咀嚼能率を摂取可能な食品から評価しようとする初の試みとして１９７２年に発表され、その後の研究の基礎となっています。数値が大きくなるにつれて、噛むときに強い力が必要になります。

表を見ながらチェックを行い、**軟らかい食品ばかり食べていれば、あまり噛んでいない証拠**。噛む力を高めるために、無理のない範囲で硬いものを食べるのが望ましいのですが、**神経を抜いてかぶせ物を入れているような弱っている歯を酷使すると、歯根が破折するリスクがあるので慎重に**してください。口の中のコンディションをかかりつけの歯科医に相談のうえで、軟らかい食品に偏らない食事メニューを意識することが大事です。

噛む力がつく食材の代表格は、するめ？

普段食べているものの硬さをチェック

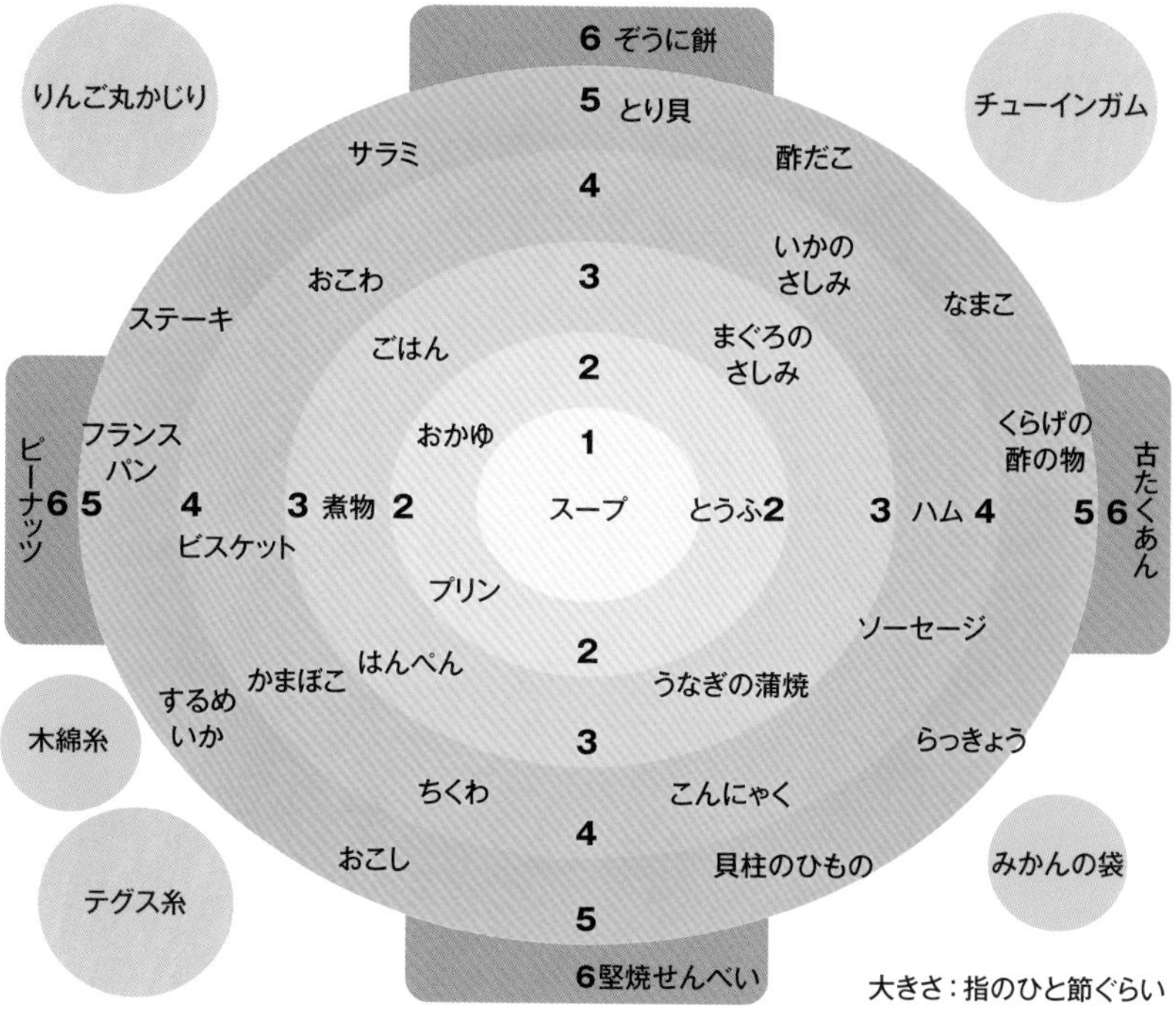

大きさ：指のひと節ぐらい

食品を噛みやすさによって6段階に分けた山本の咬度表（山本式総義歯咀嚼能率判定表）を見やすくアレンジした。1はあまり噛まなくても食べられるスープで、6は堅焼せんべいやピーナッツなどの噛みにくい食品。普段、食べているものを思い浮かべ、軟らかいものばかり食べていないか確認しよう。ただ、無理に6の食材など、硬いものを食べようとすると、歯のトラブルにつながることも。歯の状態を歯科で確認したうえで、徐々にいつも食べているものより硬いものを食べる意識を持とう。なお、枠外の項目は総入れ歯の人が噛めるかどうかチェックするもの。

酢やかんきつ系のジュースを飲んだら口をゆすぐ

エナメル質が溶ける「酸《さん》蝕《しょく》歯《し》」に注意

冷たいものを口にしたとき、歯がしみる「知覚過敏」。その原因に「酸蝕歯」がある場合があります。酸蝕歯とは、酸性の食品や飲料を頻繁に摂取することで酸によってエナメル質が溶けて傷んでいること。虫歯菌がつくる「酸」だけでなく食品の「酸」にも弱いという側面があるのです。唾液の流れが悪い上下の前歯の表面や、下の奥歯の表面（特に根元）が欠けているようなら酸蝕歯の可能性があります。

２０１３年に発表の論文[*1]によると、ヨーロッパ７か国３１８７人のうち、29％に酸蝕症が見られたとのこと。日本では、２０１５年に東京医科歯科大学の研究チームによる論文[*2]では、全世代で約４人に１人の罹患率（26・1％）と発表されています。

炭酸飲料やスポーツドリンク、お酢やかんきつ類を使った飲み物などをだらだらとる習慣によって生じるとされ、実際、**健康に良いからと、お酢やかんきつをとり過ぎて酸蝕歯になったケース**も見受けられます。

酸蝕歯を防ぐには、酸性度の高い飲料などを飲んだ後、長時間ほかのものを食べ

*1　J Dent.2013 Nov;41(11):1007-13
*2　https://www.hotetsu.com/s/doc/irai2015_2_15.pdf

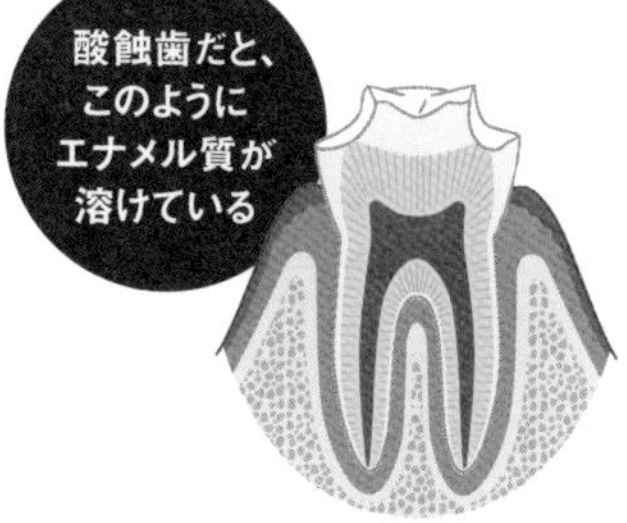

酸蝕歯を予防するには 食事の酸性度に注意

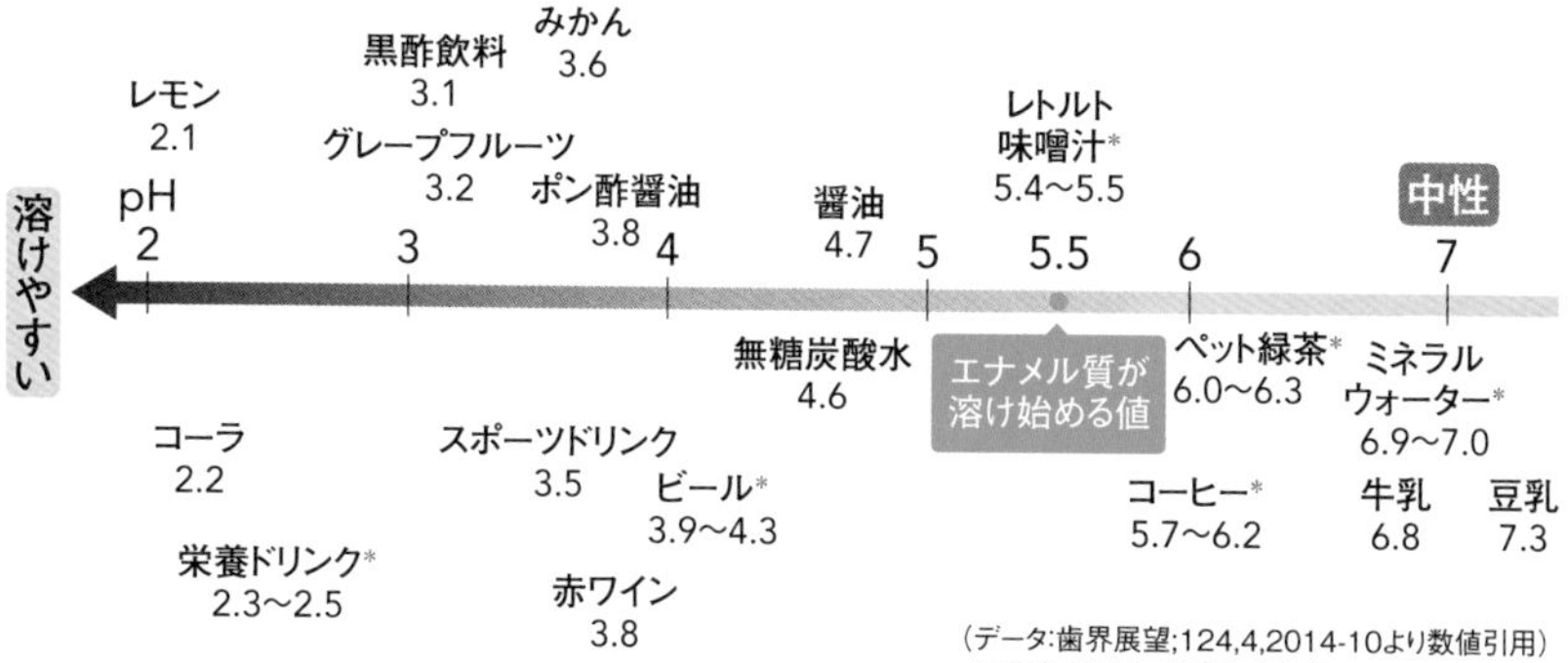

（データ:歯界展望;124,4,2014-10より数値引用）
*は複数の商品で調査した数値

ない場合は、水で口をゆすぐこと。また、そういった酸性度の高い飲料を口に長時間ためないこと。エナメル質に触れないようストローで飲むのもいいでしょう。特定の歯で果物をかじる習慣も要注意。酸蝕歯がある方にはエナメル質を強化するフッ化物配合の歯みがき剤を使うことをお勧めしています。

酸性度の高い食品によって口の中のpHが5.5以下の酸性になると、酸に弱いエナメル質が溶けてしまう。胃酸が戻ってくる逆流性食道炎の場合も注意が必要。胃酸はpH1〜2だからだ。

酸蝕歯の治療は基本的に虫歯治療と同じ。エナメル質が傷んですり減った部分を樹脂などで補い、歯髄（歯の神経）への刺激を遮断する。進行して痛みを強く感じるようであれば歯髄を取る可能性も。エナメル質の欠けた範囲が大きく、歯としての強度が保てないようであればかぶせ物の治療も検討する。

デンタルガム

キシリトールで虫歯リスクは減らせる？

歯にいいガムの活用術とは

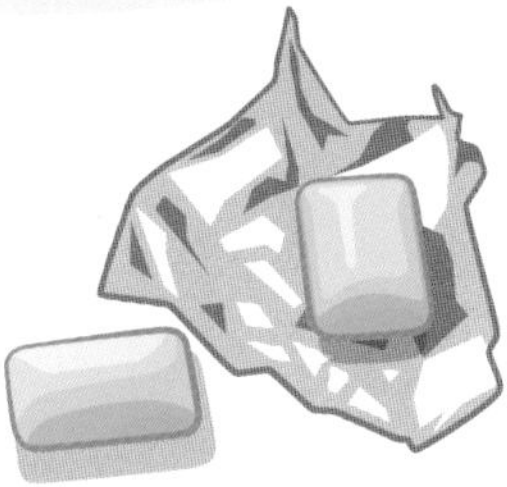

メジャーリーガーがガムを噛んで試合に臨んでいる姿をテレビ中継で目にすることがある。「噛む」という行為にはストレスを軽減させ、緊張を和らげる働きが期待できるからといわれている。

歯に良いガムといえば、キシリトールのイメージが強いかもしれない。通常、虫歯菌は糖をエサにして、歯を溶かす酸をつくってしまう。しかし、キシリトールは、虫歯菌のエサになっても酸がほとんどできないため、虫歯菌の成長や増殖を抑制し、虫歯のリスクは減らせる。また、ガムを噛めば、唾液の分泌も促されるため、口が乾きやすいドライマウス傾向の人にはメリットがある。でも過度な期待は禁物。噛んだからといって歯みがきをおろそかにしてもいいわけではない。

歯科クリニックで取り扱う歯科専売品のガムには、キシリトールの配合割合が高いものや、歯の再石灰化を促進する成分が含まれたものなどがあり、特定保健用食品（トクホ）として販売されている商品もある。目的に応じて成分や効果を確認して選ぶと、虫歯予防や歯の強化にも一役買ってくれるだろう。

噛むことによって口の機能は活性化し、唾液がたっぷり出るようになることは有益だが、義歯を使っている人は歯科医院でガムを食べる際の注意点を尋ねておくといいだろう。

主なデンタルガムの成分

キシリトール

白樺などを原料としてつくられる甘味料。口腔内の細菌に代謝されても酸の産生がほとんどない。歯の再石灰化も促す。

CPP-ACP

CPPとACPの複合体で、CPPは牛乳を由来とする成分。脱灰を抑え、再石灰化を促進する作用などがあり、虫歯の始まりを抑える。

※牛乳アレルギーの人は注意

POs-Ca

じゃがいものでんぷんから調整されたリン酸化オリゴ糖にカルシウムを付加したもの。口内にカルシウムを補給し、丈夫な歯を保ち、初期虫歯対策になる。

第5章

歯科での治療、プロのケアで知っておきたいこと

虫歯や歯周病の治療、矯正、ホワイトニングの基礎知識

歯科での治療は、どの程度進化しているのでしょうか。
また治療前に知っておくべきことや心がまえとは？
基礎知識をまとめました。

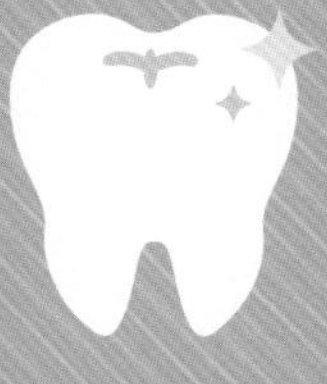

歯のくすみが気になるなら
まず、エナメル質の表面をキレイに

PMTC

（歯科医院でのクリーニング：
Professional Mechanical Tooth
Cleaning）

クリニックの問診票に、「白い歯に興味がありますか」と尋ねる項目があるのですが、男女問わず半数以上の方が「はい」と答えています。この20年で、歯の美白への意識も変わっていると実感します。

一方で、自己流で間違ったケアをしている方や、個人輸入で取り寄せたホワイトニング剤を使用して歯ぐきを傷める方も後を絶ちません。

日本で販売されている歯みがき剤には「歯の漂白（ブリーチ）」効果は含まれていません。市販の美白歯みがき剤に含まれているのは、歯のエナメル質の表面に付いた着色汚れなどを落とすことで「自分の持つ歯本来の色にリセットする」効果を狙った成分です（関連する内容は82ページ）。

歯の色が気になって、こういった歯みがき剤を試す場合も、まずは歯科医院でのプロケアで、汚れをしっかり除去してから使い始めるといいでしょう。

人間の歯の色は、黄色みのあるアイボリーですが、日本人は欧米人に比べると黄色みが強いといわれています。白く見えるかどうかは個人差が大きく、歯並びや歯の性状も関係します。歯が重なっているような歯並びなら、出っ張っている歯が明るく、奥まっている歯が暗く見えるためムラが出ます。この場合、

セルフケアで取り除けない歯の表面の汚れをキレイにとる PMTC

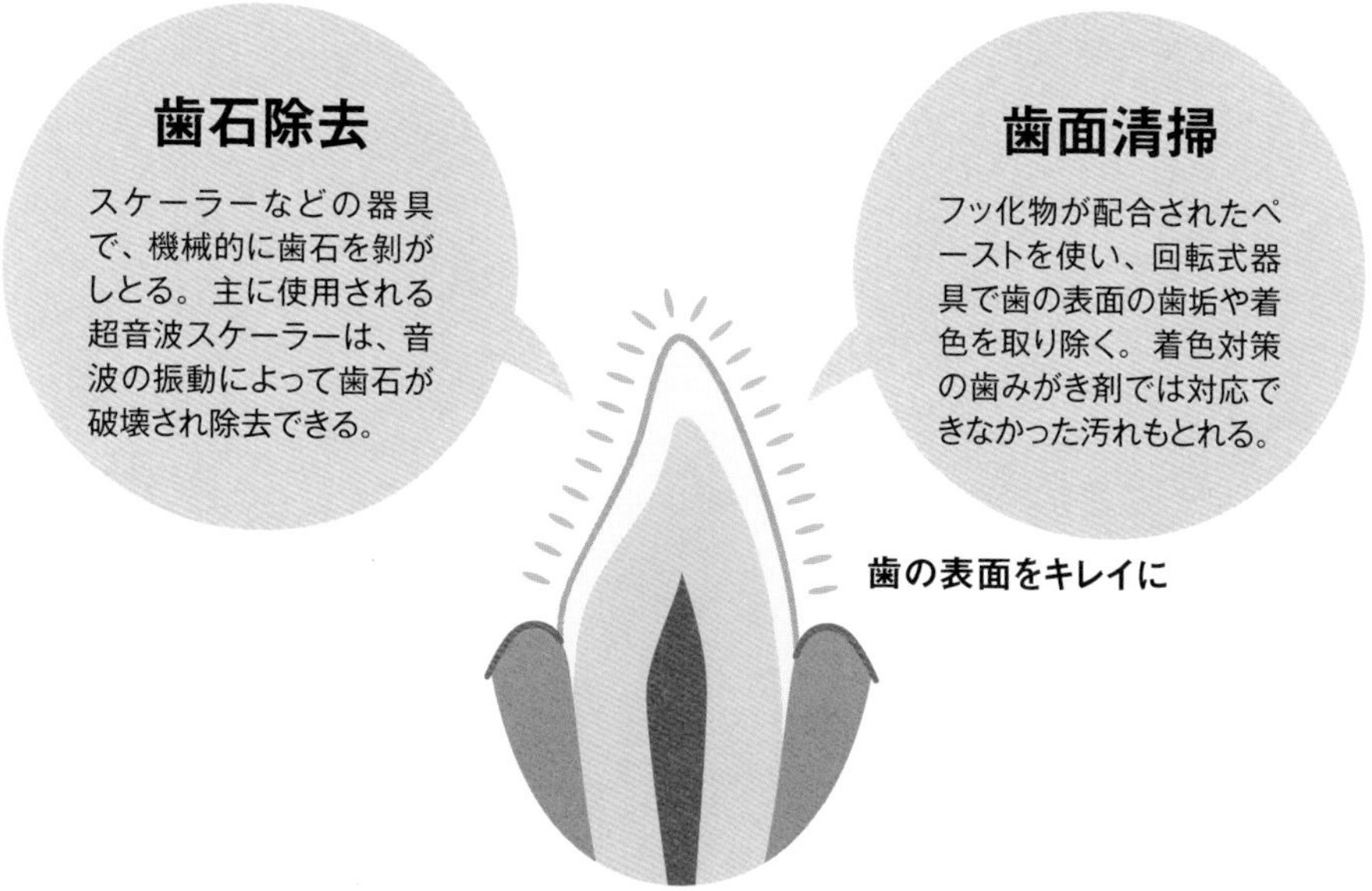

歯列矯正で歯並びを整えると印象が変わります。歯の表面がでこぼこしたり縞《しま》状になっている場合は、凹んで影になる部分が茶色く見えます。こういうケースでは歯の表面をなめらかに整えたり、場合によっては詰め物やかぶせ物をやり直してキレイに見せる方法もあります。年齢とともにある程度歯のくすみや黄ばみが出るのは自然なことですが、口元は清潔感に直結し、印象を左右します。一方、きちんと手入れをすれば効果が得られやすい部分です。

ＰＭＴＣは定期的に歯科医院に通っている方ならご存じでしょう。エナメル質の外側にこびりついた着色汚れや歯垢、歯石を効率よく落とすクリーニングです。特殊な器具や歯みがき剤を使用するため、歯を傷つける心配がなく、歯面を強化し虫歯や歯周病の予防にもなります。歯の色が気になる場合、これが第一歩になります。

ワンランク高い
歯の白さを追求するなら

ホワイトニング

ＰＭＴＣでリセットした後の自分の歯本来の色を、さらに明るくする方法がホワイトニングです。

エナメル質は半透明で、内側の象牙質の色が透けて見えています。成人後は年齢とともに、象牙質の黄ばみが強くなる一方で、エナメル質はすり減って薄くなります。薄くなったエナメル質から内部の黄ばんだ象牙質が透けて見えるため、歯の黄ばみが強くなったように感じやすいわけです。

ホワイトニングは歯に良くないのでは、と誤解されている方もいますが、歯科医師の管理下で適切に行う処置であれば、安全に歯を白くすることが可能で、歯に悪い影響を与えることもありません。ホワイトニングで使用する薬剤の主成分は過酸化水素で、消毒薬のオキシドールと同じ成分です。歯科医院で、消毒を目的に塗っていた部分の歯が白くなったという発見からホワイトニングの薬剤として応用する技術が生まれたという説があります。

過酸化水素が配合された薬剤は、歯に含まれる色素を分解します。それによって、歯に明るさが出て歯が白くなります。また、エナメル質の構造にも変化が起き、光が散乱しやすくなることで、曇りガラスのように、内部の象牙質の黄ばみを透けにくくす

オフィスホワイトニング

最初に、歯ぐきに保護剤を塗る。次に、歯にホワイトニングの薬剤を塗り、反応を促進させ、その後、薬剤を除去する。これを2～3回繰り返したら口をゆすぐ。最後に、エナメル質を強化して色の後戻りを防ぐトリートメントも可能。

ホームホワイトニング

歯科医院で自分の歯型に合うマウスピースを作製し、自宅に持ち帰る。自分でマウスピースに薬剤を注入して毎日2～3時間歯に装着する。2週間を1クールとして行うが、知覚過敏が起きなければ、自分の希望する白さになるまで継続する。

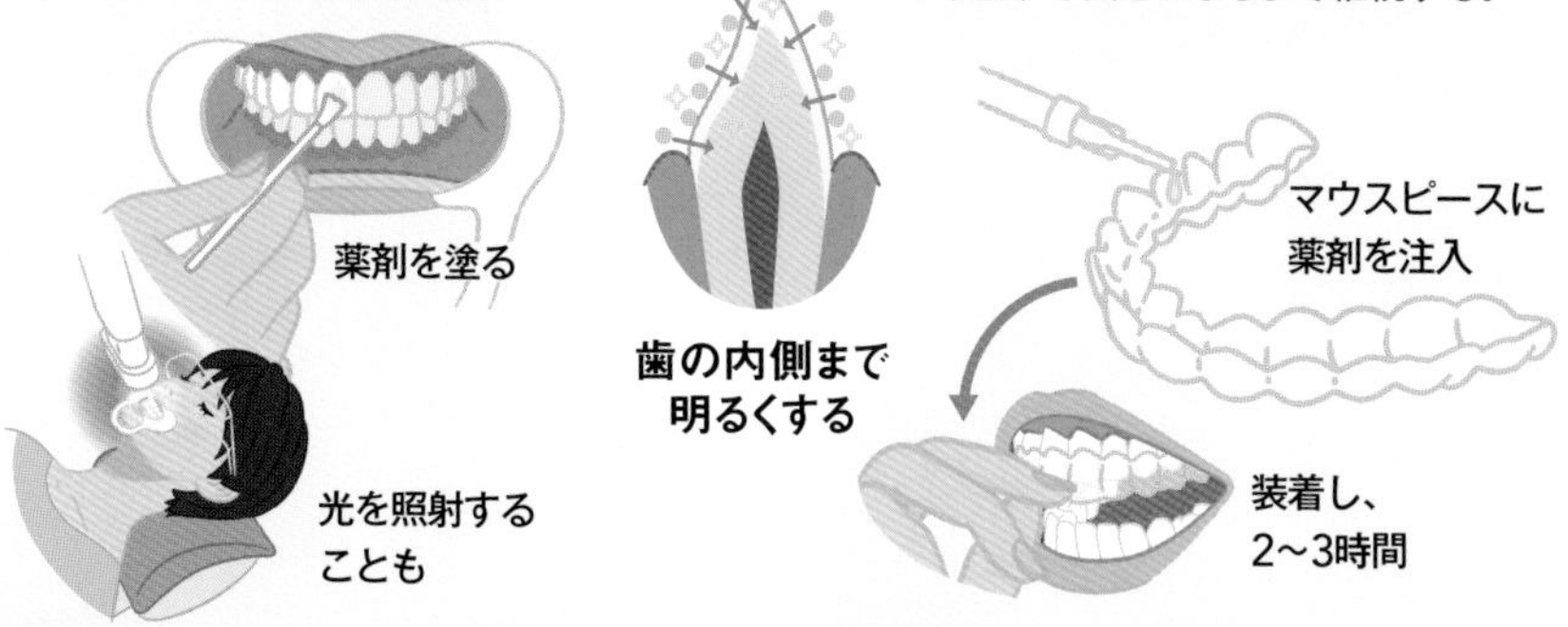

オフィスホワイトニング
メリット　1回の施術で効果を実感できる
デメリット　施術できる歯が限定される

ホームホワイトニング
メリット　どの歯も極限まで白くできる
デメリット　効果が表れるまでに時間がかかる

る効果もあります。

ホワイトニングは、主に2種類。歯科医院で行う「オフィスホワイトニング」と、自宅で自ら行う「ホームホワイトニング」です。

オフィスホワイトニングでは歯を白くする、高濃度の過酸化水素が配合された薬剤を表面に塗布します。歯科医師の診断の下で薬剤処方されるため、歯の質を見極めて的確な処置ができる点がメリットです。即効性があり、1回で効果が見えるので、患者さん自身が白さを実感しやすく満足度も高いのが特徴です。半面、施術後に薬剤の刺激で知覚過敏のような痛みが生じることもあります。1回で白くなる分、元に戻るのも早いとされ、日常生活でコーヒーなど嗜好品に気をつける必要も出てきます。

一方、ホームホワイトニングは、歯科医院で作製したマウスピースを使って、自宅でホワイトニングを行う方法です。使用する薬剤の主成分は過酸化尿素で、口の中で徐々に尿素と過酸化水素に分解されます。分解された過酸化水素の濃度は、オフィスホワイトニングよりも低濃度です。

作用が緩やかで、効果が表れるまでに時間がかかりますが、歯を極限まで白くすることができ、効果も長持ちします。自宅で自分のペースで行えるので、時間に余裕がある方には最適です。

患者さんには、少し明るい色になればいいのか、「歯が白くてきれいですね」といわれるレベルまで白くしたいのか、といった希望を聞きながら、その人に合った方法を考えていきます。ほとんどの方はオフィスとホームを組み合わせた「デュアルホワイトニング」という方法を選択されます。

なお、セルフホワイトニングサロンもありますが、「セルフ」という文字通り、すべての工程を自分で行います。サロンのスタッフに指示してもらいながら、歯みがきをして自分で歯に薬剤を塗り、ＬＥＤを照射します。

薬剤を歯に浸透させるためには、先に歯をＰＭＴＣでクリーニングしてバイオフィルムをしっかり落とす必要があります。ただし、セルフホワイトニングサロンでは、歯みがきでバイオフィルムが取れたかどうか確認できないまま、ホワイトニング剤を塗ることになります。そのため、白さにムラができたり、効果がほとんど得られないこともあるようです。

海外から輸入された安価なホワイトニング剤で自己流でセルフホワイトニングを行う人もいるようですが、薬剤が歯ぐきやのどなどに流れて炎症を起こす恐れがあり、そのようなトラブルが起きてもすぐに治療できないリスクがあります。ホワイトニングは歯科医師の下で行うことをお勧めします。

40〜50代でも可能？
メリットとデメリットは？

矯正

見た目だけでなく、歯を長く維持するためにも歯並びは重要です。歯並びが乱れていると汚れが付きやすいため、虫歯や歯周病といったトラブルにつながりかねません。またかみ合わせが悪いと、特定の歯に負荷がかかるため、歯の寿命にも関わります。矯正歯科治療は歯に何らかの矯正装置を取り付けて歯やあごの骨に力をかけ、少しずつ動かしながら歯並びやかみ合わせを整えていきます。

「大人の矯正」には2つのケースがあり、小・中学生のころに矯正をしたものの歯並びが戻ってしまった場合と、大人になって初めて矯正する場合です。

意外と多いのは過去に矯正をしたけれど戻ってしまったケース。通常は矯正が終わってからも、歯が動かないように一定期間「リテーナー」という保定装置をつけるのですが、装着時間を徹底しない、あるいは装着自体を忘れてしまう方がいます。この場合は確実に後戻りを起こします。比較的若い段階で矯正をし、あごの骨の成長も止まっていないような方では骨格的なズレを招くリスクもあります。そのような方は、また一から矯正し直さなければならない状況になっていることもあります。

大人の矯正が子どもの場合と違う最大の特徴は、

歯を囲む骨が硬く動きにくいという点です。少しずつ歯を動かしていくので治療が長期にわたることや、歯に取り付けた装置で圧迫感や痛みを感じることもあります。基本的に保険が適用されず、治療費が高額になることも考慮する必要があります。歯や歯ぐきが健康であれば何歳からでもチャレンジができます。最近は、60~70代といったシニア層の患者さんも珍しくありません。

　大人の矯正で最も注意しなければならないのは歯周病のリスクです。歯周病は進行すると歯の土台となっている骨を溶かして、歯がグラグラになり、最後は抜け落ちてしまいます。

　矯正は、歯に物理的な力を加えて動かしていく治療法です。動かしたい方向に向かって力を加えると、歯を支える骨が溶かされたり（吸収）、新しく骨ができたり（添加）しながら歯が動いていきます。そのため吸収と添加のサイクルがうまくいかないと、歯が揺れたままという状態を招きます。歯周病で骨が弱っている人が、適切な対策を講じないまま矯正を始めてしまうと非常に危険です。

　矯正治療を行う矯正歯科の専門医は特殊なトレーニングを受けており、虫歯や歯周病などの一般的な歯科治療は行わないスペシャリストも多いため、事前に歯周病の検査や治療に関して「対診」というかたちで一般歯科へ必ず相談が来ます。お互いが連携しなければ患者さんを健康なゴールへ導けません。大人の矯正でこうしたリスクについての話が出なければ、確認してみるといいでしょう。

　20~30代の若い世代でも、頻度は高くないものの、急速に進行するタイプの若年性歯周病があります。このような方は要注意です。一般歯科治療の「かかりつけ医」を持ち、普段からメンテナンスを受けて

矯正は2種類。矯正歯科医の下で行いたい

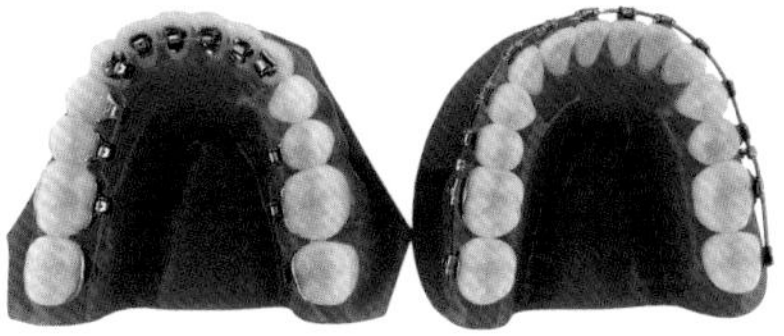

ワイヤー矯正

古くから用いられている方法で、矯正歯科医の診断や技術に委ねられるため、確実で安全な方法。とはいえ、ワイヤーが目立つうえ、歯みがきにも注意が必要。付け外しはできないので、面倒に思う人も。

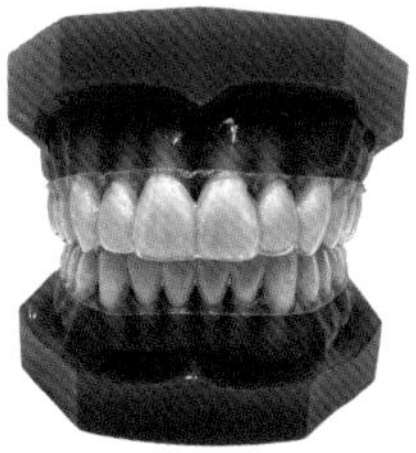

マウスピース矯正

最近、進化が著しく、目立たず取り外しもできるため人気を集めている。しかし、20時間以上の装着をきちんと守る必要がある。万一のトラブルに備え、矯正歯科医の下で行いたい。

写真/著者による

矯正治療に臨む心得が大切です。

　矯正といえば、針金を付けて歯を動かす「ワイヤー矯正」が一般的です。矯正治療を専門とする医師が存在し、ワイヤーにより矯正力をかける治療法は術者の診断や技術に委ねられるため、確実で安全な方法として行われてきました。最近は目立たないタイプのワイヤーや、裏側に装着するという方法もあります。

　一方、近年急速に需要が拡大しているのが透明なマウスピースを順番に付け替えていくことで少しずつ歯を動かす「マウスピース矯正」です。見た目が自然で、矯正していることがわかりにくい点が人気を集めるポイントです。

　まず、口の中の診査をし、歯のレントゲンや顔貌・口腔内写真を撮ります。歯の型採りをした後、そのデータを基にコンピューターで治療前後の歯の位置

を予測した画像を作成します。歯科医師から治療方針や期間についての説明をし、患者さんの同意が得られたら、マウスピースの作製をオーダーします。後日、治療に必要な枚数がまとめて歯科医院に届き、患者さんに渡されるシステムです。

マウスピースはつける順番が決まっていて、1〜2週間ごとに患者さんが自宅で新しいマウスピースに交換していきます。食事のときは取り外せますが、1日20時間以上の装着が必要です。4〜6週間に1回は歯科医院を受診して、治療経過を歯科医師に確認してもらうことが推奨されています。ワイヤー矯正との決定的な違いは、患者さん主導型の矯正であるという点です。つまり患者さんが決められた通りに装着していない場合や装着時間を守らない、定期的なチェックを省いてしまうというケースでは予定通りに歯が動かないことも考えられます。

マウスピース矯正の中には簡単な講習を聴講するだけでライセンスを取得できるコースや、歯科医師免許さえあればオーダーが可能なメーカーもあり、玉石混交という側面もあります。

ワイヤー矯正に比べると安価な部分もあり、手軽に行えるようなイメージが先行するため若い世代を中心に人気があります。その一方で「歯が思い通り動かない」「かみ合わせが前よりも悪くなった」といったトラブルもあるようで、日本矯正歯科学会からも注意喚起が出ています*。人体相手ですから、予測された計画が万能ではない可能性も頭に入れておく必要があるでしょう。装着時間などの問題もあるかもしれません。万が一マウスピースでうまく治療が進まない場合に、他の手段で治療をリカバリーできる知識と技術を持った矯正の専門医に任せることが安心かつ安全だと考えられます。

子どもの矯正の目的と適した年齢は異なる

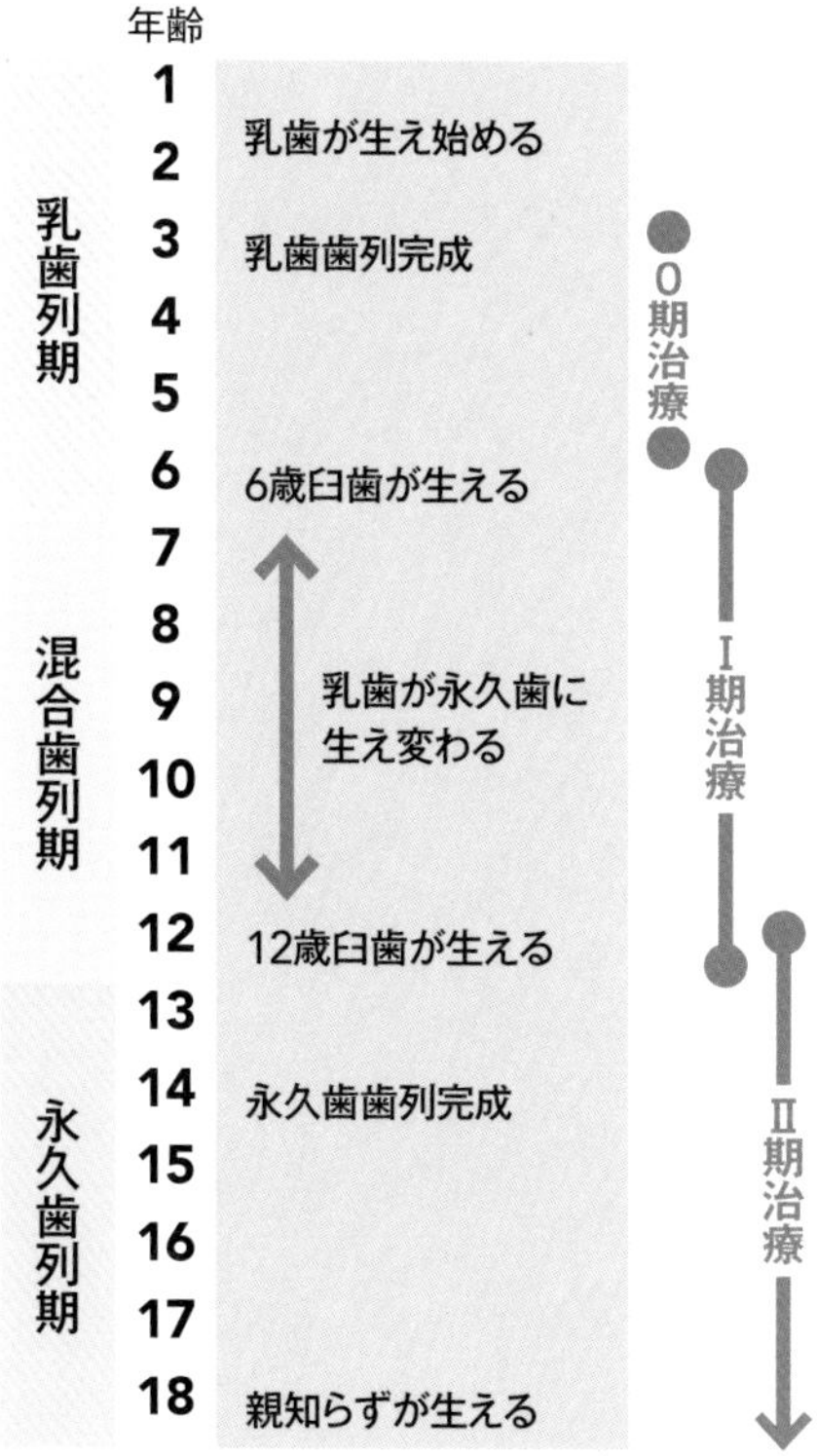

0期治療

反対咬合(受け口)、側方偏位(横ズレ)などの場合。
装置:主に就寝時に使用する取り外し式の装置。

I期治療

反対咬合(下顎前突)、上顎前突、過蓋咬合、叢生、埋《まい》伏《ふく》歯《し》など多岐にわたる
装置:比較的シンプルな装置。装置は使用せず、口腔筋機能療法(MFT)というトレーニングのみを行うことも。

II期治療

すべての不正咬合(かみ合わせ・歯並びに関することは何でも)
ワイヤー矯正のマルチブラケット装置(唇側・舌側)+αの治療と並行して、MFTを行うこともある。

子どもの矯正で、適切な時期とは

「子どもの歯並びが悪くなるのは心配だけど、いったいいつ始めたらよいの?」「どうせ乳歯は抜けるのだから大人になってからでも間に合いますよね?」――お子さんを持つ方からの質問は実にさまざまで、そして「こうでなければいけない」と決めつけてしまっている方も少なくありません。子どもの発達も生活環境も一人ひとり違います。そこで、親としては、歯の生え変わりや成長の過程について知っておくと参考になると思います。

相談に行ったほうが良い例

- 検診(3歳児検診、学校検診など)で不正咬合を指摘された
- 前歯が永久歯に生え変わったが受け口(反対咬合)になっている
  ➡6~7歳ごろ
- 小学生になっても指しゃぶりの癖が抜けない
- 糸切り歯(犬歯)が生えるスペースがない
  ➡9~10歳ごろ
- 歯科医院でレントゲンを撮った際に、永久歯が足りない(先天欠損)があると指摘された
- 永久歯にすべて生え変わったが歯並びが整っていない
  ➡13歳ごろ

体やあごが成長していく幼児期の段階から、専門的な知識を有した歯科医に観察してもらい、適切と思われるタイミングで治療を始めることが理想的。

＊https://www.jos.gr.jp/4348

歯科での保険診療と自由診療の違いとは

歯科治療で患者さんが悩まれることの一つに保険診療と自由診療のとらえ方があります。歯科における保険診療のコンセプトは「病気によって損なわれた機能を回復させること」にあります。例えば、歯の神経（歯髄）がズキズキと痛んで食事がとれないという場合、痛みを取り除く治療や鎮痛剤の処方などを行います。歯を補強しかぶせ物をすることで、噛む機能を取り戻します。しかし、保険治療では、使用できる材料や薬剤が厳密に定められており、歯科医は限られた中から選択して治療を行います。

わかりやすい例では、保険治療内でかぶせる「銀歯」があります。金銀パラジウム合金という素材が銀歯の正式名称ですが、強い力や温度変化によって変形する特徴があります。また、素材の特性上、長期間唾液にさらされると腐食しやすく、ざらつきを起こすと隙間などに汚れが付着しやすくなります。そのため、一度治療した後に虫歯の再発（二次う蝕）を招きます。「銀歯が取れた」「一度治した歯が痛い」という訴えで来院する患者さんの大半が二次う蝕によって歯の再治療が必要となった方なのですが、「せっかく痛い思いをして治したはずの歯が時間とともにまた悪くなる」という事実を知らなかったという声をよく耳にします。諸外国では金銀パラジウム合金はほぼ使用されておらず、歯科先進国では口腔内への使用が禁止されている素材でもあります。

また、虫歯が深くなり、歯髄（歯の神経）にまで炎症が及んでいる場合は、神経が入っていた管（根管）の中を、時間をかけて清掃する必要があります。根管の形態は千差万別で、一般的な治療器具では限界があるケースもあります。治癒が見込める場合は保険治療の範囲内で問題がないのですが、難易度に応じた精密な治療を行うことで再発が防げると判断する場合は、自由診療を提案することもあります。

そして年齢を重ねると手も不自由になり、家事や身のまわりのことなど、毎日難なくこなしていた動作が億劫になるようです。歯の手入れもその一つ。

訪問診療の際、まわりの介護スタッフやご家族が口腔ケアに苦労されている姿を見かけることもあります。こうした将来を見据えたうえで、自身の治療法の選択も必要なのだと痛感します。

保険診療の素材は治療から年月が経つと劣化や変形を起こし、隙間に食物が挟まりやすくなります。フロスや歯間ブラシでも取れない汚れが中に入り込むと臭いの原因にもなります。そこで、歯を補う詰め物やかぶせ物をセラミックやジルコニアといった衛生的な素材に替えることで、手入れが楽になります。これは食事をおいしく楽しむためにも重要です。

また保険適用内の金銀パラジウム合金で金属アレルギーを起こす場合もあり、湿疹や痛みを訴えて多様な検査をしても原因不明で、歯科で歯の金属を全部取り替えたら完治したという方もいます。

自由診療というと費用の面が心配になる方もいらっしゃると思いますが、歯を健康な状態で長く維持するための工夫を凝らした治療が、歯科における自由診療のコンセプトだととらえ、無理のない範囲で検討していただければと思います。

素材の特性や手入れのしやすさを考慮

詰め物 かぶせ物

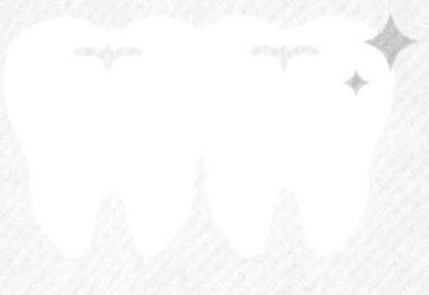

虫歯治療では、虫歯に侵された部分を削りとって、範囲が小さい場合は詰め物（レジン充填やインレー）をし、神経をとるほどになった場合は被せ物（クラウン）を用います。

インレーやクラウンは種類があります。保険診療で行えるものには、金銀パラジウム合金のいわゆる「銀歯」があります。前歯には銀歯にプラスチックを盛りつけた硬質レジン前装冠も使われます。ほかに、強化型プラスチックのブロックをコンピューターで削り出してつくる「ＣＡＤ／ＣＡＭ冠」も保険診療に導入されました。

一方、保険外の自由診療では、金合金・白金加金といった歯への親和性が高い貴金属合金や、セラミック・ジルコニアといった、汚れをはじいて自然な色合いを持つ材質を選べます。

金合金は腐食しにくく歯になじみやすい性質を持つ一方で、色が目立つのが難点です。保険診療の硬質レジンはプラスチックなので汚れを吸着しやすく、長い目で見た時に衛生的ではありません。また、すり減りや割れたり折れたりしやすいといったデメリットもあります。

どの素材のかぶせ物が合うかは人によって異なり

ます。ちなみに、私が診療する場合はかみ合わせの強さや癖を判断するために仮歯をつくり、1～2週間あるいは1カ月程度使ってもらい、すり減り具合を計測しながら患者さんと話し合って材質を選ぶこともあります。

歯の表面にあるエナメル質に一番近いのは、自由診療のセラミックです。陶器のお皿をイメージしていただくとよいと思いますが、汚れを吸着しにくい

詰め物やかぶせ物の種類

レジン充填

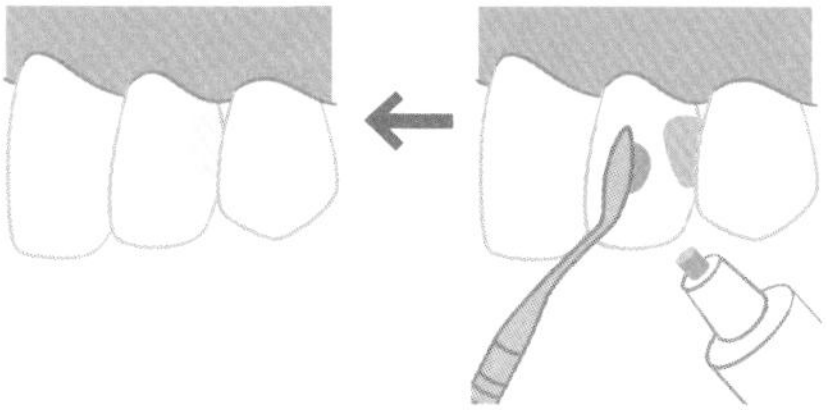

C1、C2の治療。虫歯の部分を削り、型採りをせず、充填する。

インレー

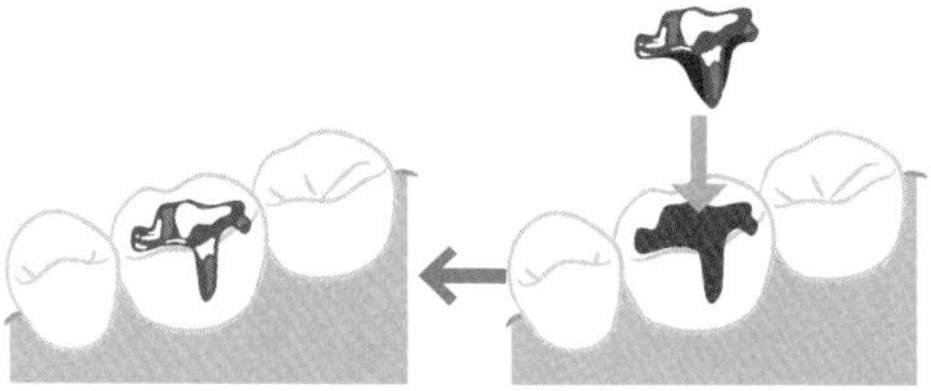

C1、C2の治療。虫歯の部分を削り、型採りをし、詰め物を作製し、はめる。

クラウン

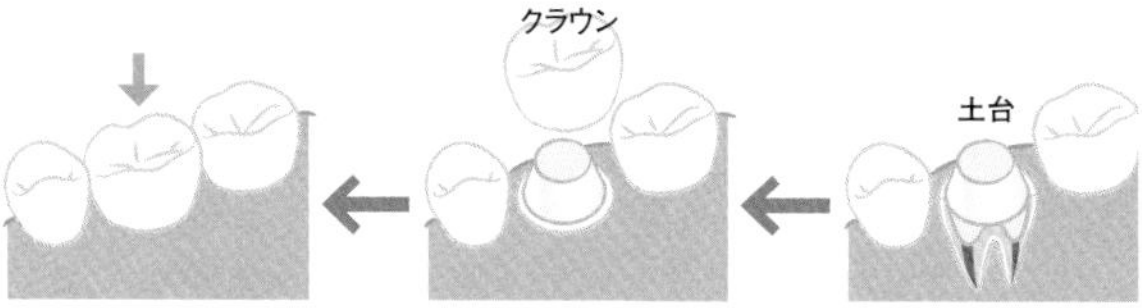

神経まで達した虫歯の場合。虫歯の部分を削りとり、傷んだ神経をとり除き、かぶせ物の土台をつくり、取り付ける。かみ合わせを調整しながらクラウンを作製する。

最近、よく使用されるインレーやクラウンの素材。メタルフリーが主流に

	種類	保険	特徴
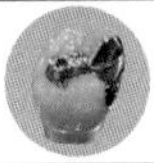	金銀パラジウム合金 （銀歯）	保険診療	一般的に広く使われている
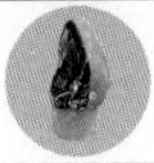	硬質レジン前装冠 （銀歯＋プラスチック）	保険診療	汚れが付着しやすく、変色しやすい
	CAD／CAM冠 （強化型プラスチック）	保険診療	審美性は良いが汚れが付きやすい、割れやすい
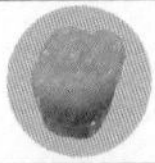	セラミック	自由診療	審美性が高くエナメル質に近い性質、衛生的
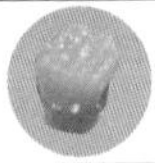	ジルコニア	自由診療	セラミックのメリットに加え、頑丈
	症例に応じて使用される素材		
	金合金	自由診療	歯になじみやすいが高価で色が目立つ
	白金加金	自由診療	白金（プラチナ）の合金で強度が高い

※自由診療の場合、歯科医院によって価格は異なる

ので口の中を清潔に保てます。

ただし、かぶせ物の厚みがある程度確保できないと割れやすくなるという特徴があります。神経がある歯であれば切削量に限界があるため慎重な選択が必要です。歯ぎしりが強い方も不向きです。セラミックより強度が高いのがジルコニアですが、かみ合わせの調整や素材の研磨が不十分であれば歯を傷めてしまうことがあります。

こうした特徴を鑑み、丁寧に治療してくれる歯科医を選ぶことがお勧めです。自由診療で使用する素材は変形しにくいため、保険診療で使われる素材で最もデメリットになる「虫歯の再発（二次う蝕）」の心配がありません。経済面でどうしても保険診療を選択せざるをえない場合は、その分こまめに検診に通ったり、ご自身でもしっかりケアをするようにお伝えしています。

義歯、インプラント、ブリッジ…どう選ぶ?

歯を抜いたときの選択

何らかの原因で歯を抜かなければならなくなった場合、「抜いたままではダメでしょうか」と聞かれることがあります。基本的には、歯がない部分には何かで補ったほうが賢明です。歯が抜けたまま放置しておくと、かみ合っていたはずの向かい側の歯が支えを失い飛び出したり、あるいはなくなった部分の両隣の歯が隙間を埋めるように傾斜することがあります。一部の歯だけに負担がかかるなど、咬み合わせ全体のバランスが崩れ、健康なほかの歯にも悪影響が及びます。歯みがきがしづらくなり、汚れがたまりやすくなることで虫歯や歯周病のリスクも上がります。そうなると1本のみならず複数の歯を失う可能性が出てきます。まさに負の連鎖です。

歯が1本抜けただけでは大して不便を感じないというのが正直なところかもしれません。「奥歯だから見た目も気にならないし、何十年もそのまま」という患者さんがまれにいますが、かみ合わせのカギは「奥歯」です。健康に年齢を重ねるためにも、失った歯は可能な限り補っておくことをお勧めします。

歯を補う方法は、大まかに分けて3つで、取り外し式の義歯（部分入れ歯・総入れ歯）、固定式の義歯（ブリッジ）、人工歯根（インプラント）です。

選択肢1

取り外し式の義歯（部分入れ歯・総入れ歯）

こまめに清掃できるが噛む力が弱まる

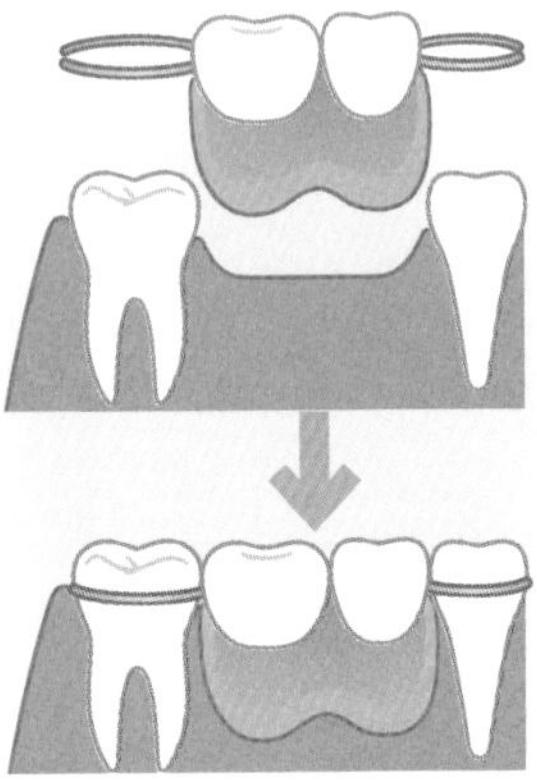

1本あるいは複数の歯が抜けた場合に適用される「部分入れ歯」と、上あごあるいは下あごのすべての歯を補う「総入れ歯」がある。

部分入れ歯は、両隣の歯にバネ（クラスプ）をかけ、人工歯とあごに似せたプラスチック製の構造物（床）を固定する。総入れ歯は人工歯と床で構成され、吸盤のように歯ぐきに密着させる仕組みを利用して維持安定を図る。最大のメリットは取り外し式なのでこまめに清掃ができる点だが、天然の歯に比べると噛む力が1/5～1/10程度になるという報告もあり、厚みや装着感に慣れるまでにはそれなりに時間もかかる。部分入れ歯の場合は一般的に金属製のバネを使うため、見た目が気になるという人も少なくない。保険診療でつくる場合は素材が限られるが、自由診療であればあごの部分に金属を使って薄くするなど、適合性が良く耐久性のある義歯や、金属製のバネを使わないノンクラスプデンチャーという審美性を追求した義歯もある。例えば、スマイルデンチャーではバネの部分に樹脂が使われていて、口を開けても入れ歯だと気づかれにくい構造になっており、軟らかくフィット感がある。ただし、耐久性があまりないため定期的につくり替えなければならず、費用面の負担は大きくなってしまう。

義歯は必ずブラシと洗浄剤をセットで

義歯は毎日洗浄しないと、口内炎や口臭の原因になる。毎晩、洗浄剤に浸けるだけでは不十分。先に、義歯用ブラシで、バイオフィルムや食べかすなどを取り除くことが大事。その後、洗浄剤を入れたぬるま湯に浸して、内部のカビなどを分解する。

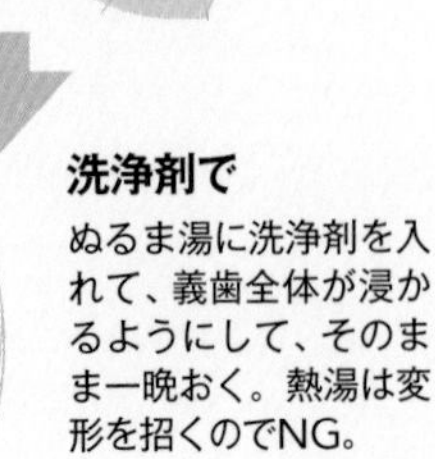

ブラシで

義歯用ブラシを使って水洗いをする。汚れが付きやすいバネの部分は特に丁寧に洗う。

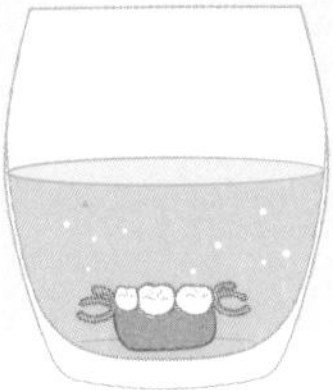

洗浄剤で

ぬるま湯に洗浄剤を入れて、義歯全体が浸かるようにして、そのまま一晩おく。熱湯は変形を招くのでNG。

選択肢2

固定式の義歯（ブリッジ）

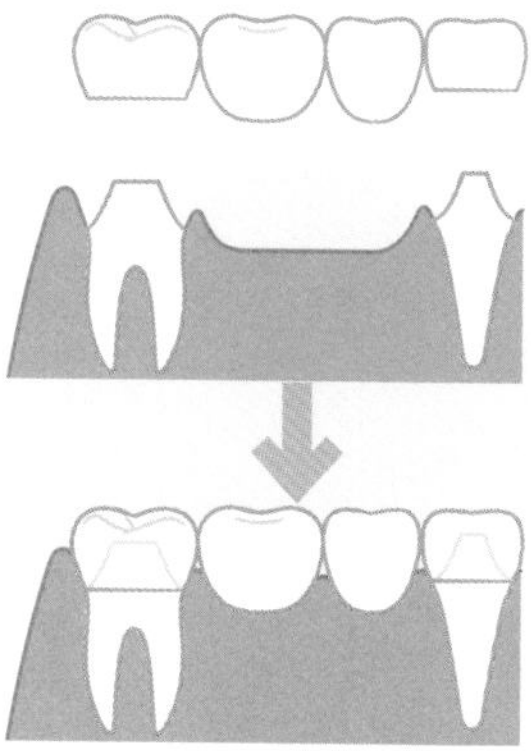

噛む力は維持できるが健康な歯を削る必要が

ブリッジは「橋」の意味から名づけられている。抜いた歯の両隣の歯を削って支えにし、橋渡しをするイメージで連結したかぶせ物をつくる。失った部分の人工歯と、支柱になる歯の被せ物（クラウン）が一体化したものを、接着剤で支柱に固定し使用する。取り外し式の入れ歯と比較すると噛む力が発揮され、材質を選ばなければ保険診療内でも治療が可能だが、健康な歯を大きく削らなければ装着できないことがデメリットといえる。また、構造上どうしても隙間に汚れがたまりやすいので、虫歯や歯周病といったトラブルに注意が必要。支柱になる歯への負担もかかり、かみ合わせによっては歯の寿命を縮める恐れもある。自由診療では、汚れがつきにくく安定性の高いセラミックやジルコニアなどを使った素材も選べる。

選択肢3

人工歯根（インプラント）

天然の歯に近い感覚があるが費用と手入れに課題あり

現代の医療で最も天然の歯に近い存在といえるのは人工歯根（インプラント）。あごの骨に生体親和性が高いチタン製のスクリュー（インプラント体）を埋め込み、その上に人工歯（上部構造）をかぶせて使う治療法。埋め込む手術をして一定期間待つと、インプラントが骨と結合する。その上に、差し歯をするイメージで人工歯を取り付けていく。固定式なので天然の歯に近い感覚で噛むことができる。見た目も違和感が少なく、部分入れ歯やブリッジのように、周囲の健康な歯に影響を及ぼすことも少ないのがメリット。先天性の疾患など特殊なケースでは保険が利くこともあるが、基本的には自由診療。経済面での問題が最大の難関。

また、インプラント治療に適応できるかどうかについては、さまざまな障害もある。あごの骨がインプラント体を埋め込むのに十分な量と硬さを持っていることが最低条件となるので、ケースによってはインプラント治療を勧められないこともある。喫煙や全身疾患といったリスク要因が治療成績に及ぼす影響もはっきりしているため、事前に厳密な検査が必要。

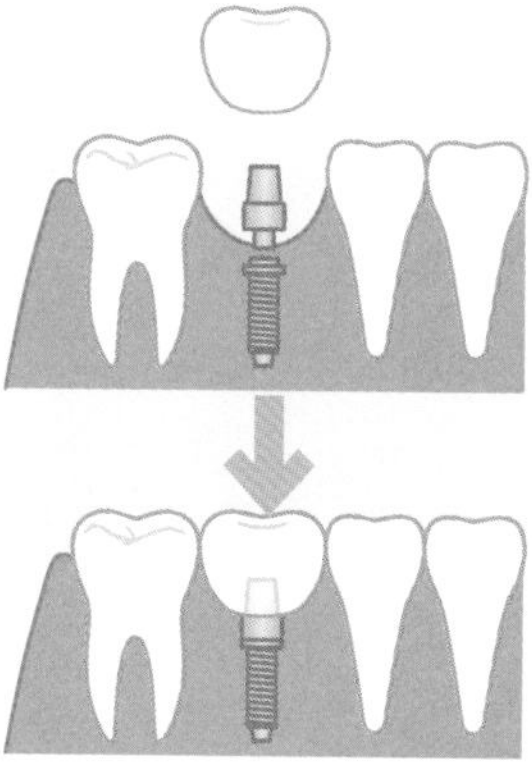

また、一度インプラントを入れたら後は何もケアをしなくてよいわけではなく、インプラントは自分の歯よりもいたわらなければ長持ちさせることができない。入念なセルフケアが必須。ケアを怠ると歯周病に似た病気である「インプラント歯周炎」にかかりやすく、あっという間にダメになる。あくまでも「代用品」であることを認識し、より長く持たせるための努力も必要。セルフケアはもとより、定期的なデンタルチェックは欠かせない。フロスにも注意しよう（詳しくは41ページ）。

再生医療も進んでいる

歯周病治療

歯の硬い部分に穴が開く虫歯は、詰め物や被せ物で再び噛む機能を取り戻すことができます。一方で、歯を支える骨が脅かされる歯周病は、進行すると歯が揺れて抜け落ちることもあるため、早い段階で専門的な治療を受けることが大切です。

歯周病ではまず歯みがき指導、歯石除去といった「歯周基本治療」があります。これを施しても歯周ポケットが浅くならない、つまり炎症が治まらないという場合は、歯肉を切開して深い部分のプラークや歯石を取り除くフラップ手術などの「歯周外科治療」を行います。こうした処置で術後のセルフケアがきちんとできていれば歯周病の進行はストップし

歯周病治療のフラップ手術とは

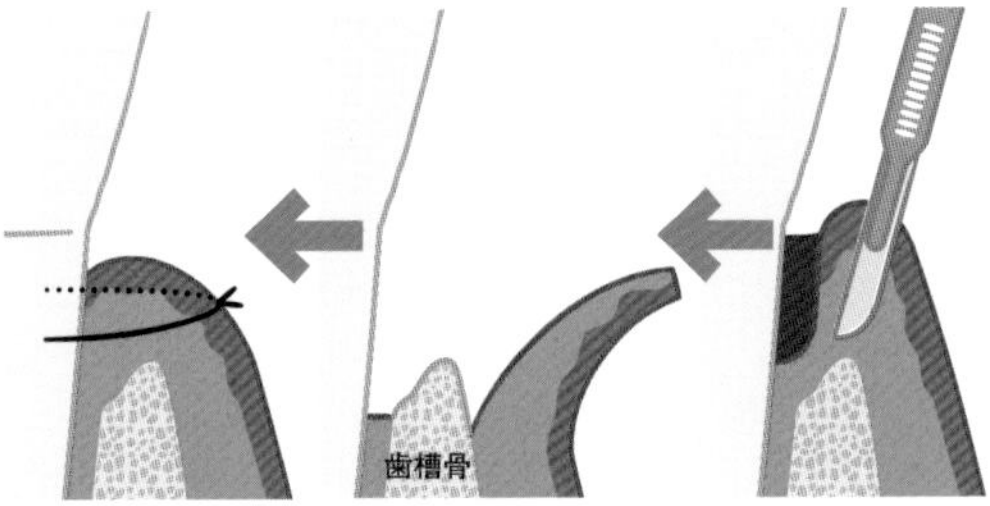

1 歯肉を切開する

2 歯肉を剥離して歯槽骨からはがし、
歯根に残っている歯石などを除去する
（ルートプレーニングという）

3 歯根面をなめらかにし、
歯肉を元に戻して縫い合わせる

ます。しかし、破壊された歯槽骨は残念ながら自然に回復することはないため、失われた組織を可能な限り元の状態に近づけようとする治療もあります。「歯周組織再生療法」と呼ばれる処置です。

コンセプトは医科の分野でも研究が盛んな「再生医療」と同じですが、歯科における再生医療の進化はあまり知られていません。とはいえ、まだすべての歯周病患者さんに行えるわけではなく、病気の進行度や溶かされた骨の形態によって制限があります。専門的な知識を有した歯科医を受診し、確認のうえで治療を進めることをお勧めします。

歯周組織再生療法 2つのポイント

1 中等度の歯周病で行う

軽度の場合は歯槽骨が十分にあるため、再生療法の適応範囲外。重度の場合は歯槽骨の破壊された量が大きく歯の動揺も強い。この場合は再生療法を施す手術の負担に耐えられず歯を失うリスクがあるため行わない。

2 残っている歯槽骨の形が重要

歯周病によって破壊され、残った歯槽骨の形が重要。縦方向であれば、骨に高さがあり、適応の可能性がある。現在の治療法では横方向で破壊され、高さがない場合は再生が厳しいとされている。

歯周組織再生療法は3つ

●GTR法*：保険診療も可

歯肉を切開し、歯周ポケット内のプラークや歯石を取り除く。歯肉は回復スピードが速いため、歯槽骨や歯根膜が回復するよりも先に空いた隙間を埋めてしまい骨が再生するスペースがなくなる。そこでGTR膜という人工の膜で、骨を再生させたい箇所に歯肉が入り込まないように壁をつくる。

●エムドゲイン：自由診療

隙間にゲル状の薬剤（生後間もないブタ歯胚から抽出したたんぱく質の一種）を流し込むことで隙間を埋め、骨の再生を促す方法。世界的に長期にわたり使用されているため、治療実績も多い。

●リグロス：保険診療も可

日本で開発され、「再生」の効能が認められた世界初の医薬品。2016年に保険適用の対象になった。やけどや床ずれなどで損傷した皮膚の修復に使われる「FGF-2（塩基性線維芽細胞増殖因子）」を主成分として歯科医療に応用した薬剤で、血管新生や細胞増殖を促す作用を持つ。

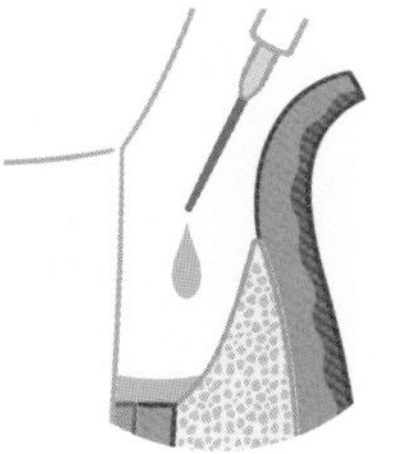

エムドゲインやリグロスはこのように使用する

*Guided Tissue Regeneration

7つの歯の悩みに、歯科医の著者が回答

歯の健康Q&A

わざわざ歯科医に聞けないような歯についての疑問や悩みについて回答しました。

ブラックトライアングルへの対処は?

Q1

歯と歯の間の黒い三角形の隙間である「ブラックトライアングル」が気になっています。なぜできるのか、一度できたら治らないのか教えてください。予防法についても知りたいです。

（50代女性）

A

ブラックトライアングルとは、歯と歯の間にできる黒い三角形の隙間のことです。口の中は暗いために、隙間の部分が黒く見えることからこのように名づけられました。歯ぐきや歯自体が黒くなっているわけではありません。ブラックトライアングルは、歯ぐきが下がることでくびれている部分が目立つようになります。気になるのは、隙間に食べかすが詰まりやすく、審美面では口元が年老いたように見えるという点です。

「歯周病」「歯の矯正治療」「かみ合わせ」「強すぎる歯みがき」「喫煙」の5つがブラックトライアングルの原因と考えられます。順番に説明していきます。

「歯周病」が進行すると歯槽骨の高さが低くなり、その上の歯ぐきの位置も下がります。結果、ブラックトライアングルが生じるという仕組みです。

「歯の矯正治療」の弊害としてできることもあります。歯の矯正では、歯並びを良くするために歯を器具で動かしていきます。歯を目的の位置に動かすためには、歯を支える骨が吸収され、動いた位置に骨が添加されることで固定されます。大人の場合は歯がきれいに並ぶ代わりに骨の添加が追いつかず、歯ぐきが少し下がって、ブラックトライアングルができてしまうこともあるようです。

「かみ合わせ」も関係します。噛んだときに歯にかかる負荷が大きい場合、歯の土台である歯槽骨が少しずつ破壊されて骨の高さが低くなり、歯ぐきも下がるからです。

「歯みがき」のブラッシングが強すぎて歯ぐきを縮めてしまうことも、原因の一つです。

「喫煙」の影響もあります。タバコに含まれるニコチンは毛細血管を収縮させて血流を悪くします。歯ぐきへの血流が減り、歯ぐきの弾力性が失われて縮むのです。

ブラックトライアングルは歯の異常や病気ではないのですが、自然に治ることはまずありません。なお、「歯周組織再生療法」「歯ぐきの移植」「ヒアルロン酸を使った治療法」などの治療法があります。歯周組織再生療法は、歯ぐきなどの歯周組織の再生を促す治療法です。歯ぐきの移植は、口の中の歯肉を採取して歯ぐきに移植します。ヒアルロン酸を使った治療法は、歯ぐきにヒアルロン酸の注射をすることで、歯ぐきをふっくらと見せる方法です。いずれの治療法も、まずは歯科医院を受診して相談してみてください。

歯石は自分でとってもいい?

Q2

歯石を自分で取る「スケーラー」がネットで販売されています。歯石は自分で取ってもいいのでしょうか? 歯ぐきを傷つけそうで心配です。(50代女性)

A

歯に付着した食べかす――。これをエサに細菌が増殖し、互いに結びついて粘着性を持つ塊になります。これが「バイオフイルム」です。このバイオフイルムに唾液中のミネラル成分などが作用すると2~3日後には石灰化します。これが「歯石」で、唾液腺の開口部である下の前歯の裏側、上の奥歯の外側(頬側)などができやすい場所です。

歯石は石灰化しているため、一度ついてしまうと、歯ブラシでは取り除けなくなります。

スケーラーは歯石を除去する器具の総称で、代表的なものは2種類。一つは、専用の機械に装着して歯石を粉砕させる「超音波スケーラー」で、もう一つは手で歯石を削り取る「ハンドスケーラー」です。ハンドスケーラーは、持ち手の先にフックのような形の金属の刃がついており、歯の角度や動かし方に合わせてさまざまな種類があります。ネット通販やドラッグストア、１００円ショップなどでもシンプルな形のものが販売されているようですが、一般の方がセルフケアで使うのは大変危険な行為です。

セルフケアでハンドスケーラーを使う場合、自分で鏡を見ながら刃先で歯石を削っていくことになると思われますが、歯石が取れるのは目に見える部分だけ。歯の根元の部分や、歯ぐきに覆われている部分の歯石は、自分では取るのが難しくなります。歯石を取るときの力加減がわからずに、歯ぐきを痛めたり、場合によっては歯の表面のエナメル質を傷つけてしまうことも。ですから、自分で歯石を取るのは、絶対にやめたほうがいいでしょう。

　歯科医院に定期検診に行き、歯石があればそこで取ってもらいましょう。できた場所にもよりますが、目に見えるような部分の歯石はそこまで悪さをしません。問題は、歯ぐきよりも下の部分。こうした、自分では確認できない場所に歯石がついていると歯周病菌の温床になり、炎症が治まらない原因になります。歯科医院で使う超音波スケーラーは、超音波による振動で歯面に付着した歯石を粉砕していきます。歯周ポケットの中の歯石も、歯ぐきを傷つけることなく、安心して取ることができます。

　歯科医院によっては、「パウダークリーニング」といって、パウダー状の歯みがき剤をジェット水流で歯に吹き付けてくれます。歯石になる前の段階であるバイオフイルムを除去でき、タバコのヤニや茶渋などの着色も落とせます。

レントゲンの頻度は？

Q3

神経を抜いた歯が8本もあり、それらの歯は痛みを感じないので、虫歯などが進行しても気がつかない恐れがあります。歯科医院でどのくらいの頻度でレントゲンを撮ってもらうといいでしょうか。

（50代女性）

A

この方には、定期的にレントゲンを撮ることをお勧めします。歯科医院で用いるレントゲンには、大きなレントゲンの「パノラマX線」と小さいレントゲンの「デンタルX線」があります。大きなレントゲンは上下の歯並びとあごが1枚の画像として撮影され、全体像を見るときに使います。一方の小さいレントゲンは解像度が高く、隣り合っている3～4本の歯を詳細に分析したいときに使用します。さらに今は3次元の画像診断ができるCT（コンピューター断層撮影）がある医院も増えています。歯や顎骨《がくこつ》の状態を詳細に見ることができます。

一般的に、このような方の場合、1年に1回は大きなレントゲンを撮ったほうがいいでしょう。大きな虫歯があるかどうかや、歯を支えている骨の状態などを全体的に把握できるからです。

大きなレントゲンで何か異常が見つかった場合は、小さいレントゲンを撮って詳しく調べます。小さいレントゲンでは、肉眼では見つけられないような小さな虫歯を発見でき、細かな変化を追うことも可能です。

みがいても歯周病が改善しない

Q4

定期的に歯医者に通っていて、以前から歯周病を指摘されています。日々の歯みがきを続けるしかないと言われ、歯ブラシ、フロス、歯間ブラシなどで一生懸命やっていますが、改善する兆しがありません。（50代女性）

A

歯周病は、歯周病菌によって生じる炎症性の疾患です。歯と歯ぐきの隙間にできた歯周ポケットの中で歯周病菌が繁殖して、歯ぐきが腫れたり、歯みがきのときに出血を起こします。

歯科医院では、まず歯周病の検査をします。歯のまわりの溝（歯周ポケット）の深さを測り、レントゲンと照らし合わせて病状を診断します。セルフケアでしっかり汚れが取れるように歯のみがき方の指導もします。歯石があるとそこに汚れがたまりやすく、セルフケアの障害になるので除去します。歯科医院での専門的な治療と、患者さんのセルフケアによって、歯周病を改善していきます。

ご本人は、丁寧にセルフケアをされているようです。歯科医から「歯みがきを続けるしかない」と言われているということは、それほど進行した歯周病ではないでしょう。歯周病の進行は食い止めることができていると考えられるので、あきらめないで続けてください。

もし、歯周病が少しずつ進行しているなら、歯ブラシやフロスをうまく使えていない可能性もあるので、かかりつけの歯科医に教えてもらいましょう。

1日1回丁寧にみがいているが、虫歯が発見される

Q5

毎日、歯をみがいていますが、2~3年ぐらいすると虫歯が発見されて治療しています。フロスも使っています。ただ、みがくのは1日1回夜だけで、朝昼はみがいていません。これでは問題があるでしょうか。（50代女性）

A

もしかしたら、みがき方が良くない可能性があります。歯科医院で検診を受けて、セルフケアの方法や、1日何回歯をみがくのがいいのかなどを教えてもらうようにしましょう。

虫歯には食生活が深く関わっています。食事や間食の回数、食べ物の好みによって虫歯のリスクは変わってきます。例えば、頻繁に間食をする人は虫歯になるリスクが大きくなります。また、1日3食味噌汁に酢を入れているという患者さんもいました。健康のために良かれと思った習慣かもしれませんが、酸性度の高い飲食物をとり続けることで歯が溶けて、虫歯の進行が早まってしまう場合があります。

患者さんを診察するとき、最初に食生活に関するアンケートを行う歯科医院も増えてきています。その人が普段、どんな食べ物をどのような頻度で食べているかがわかれば、虫歯の原因を予測しやすく、原因に合った予防法をアドバイスできるからです。虫歯になる原因を知って虫歯にならない生活を送るためにも、歯科医院に定期的に足を運ぶことが大事です。

ベストな歯科医選びは?

Q6 いい歯医者さんを見極めるポイントを教えてください。定期的に歯科医院に通うのが大事だということはわかりましたが、どう選べばいいのかというところで悩みます。（40代女性）

A 一番のポイントは、学会に所属している歯科医が開業している歯科医院を選ぶことだと思います。歯科医院のホームページを見ると、院長の経歴などが掲載されています。学会に所属していれば、その学会名も記載されています。ある程度の大きな学会に所属していることが、見極めるための一つの目安になります。

医療はよくいわれるように日進月歩の世界です。治療の方法もどんどん変化していきます。学会に所属していると、そういった治療の最新情報を知ることができます。

学ぶことを心がけている歯科医師は、新しい治療法や情報に敏感だといえます。学会に所属して、研修や勉強会、セミナーなどに参加するのは熱心な証拠です。新しい情報を得て、患者さんの治療に反映する歯科医師が、信頼できると私は思います。ただし、個人クリニックは忙しくて、参加したくてもできない場合もあると思いますが……。

歯科医と患者さんとの相性も大事なポイントです。もし、気になっている歯科医院がある場合は、定期検診の申し込みをしてチェックをお願いするといいでしょう。スタッフを含めてコミュニケーションがしっかりとれるか、会話のキャッチボールができるか、自分の要望を伝えられるかなど、見極めることができます。歯科医院の雰囲気も知ることができます。

避難時などの歯のケアは？

Q7 もし、地震や台風などで避難をしたとき、歯のケアはどのようにすればいいのでしょうか？

（50代女性）

A 復興庁のデータによると、東日本大震災での死者約１万９６８９人のうち３７８９人は震災関連死で、なかでも誤嚥性肺炎による影響が非常に大きかったとの報告があります。避難生活では圧倒的に水が不足するため、食物がのどに詰まりやすくなること、口腔ケアが不十分になることに加え、ストレスによる免疫力の低下など、要因はさまざまです。災害時に備えた非常用袋の中には歯ブラシや殺菌効果のある洗口液、折りたためるうがい用のコップなどを入れておくと安心です。

避難所で心がけるべきポイントはとにかく「汚れ（ぬめり）を落とすこと」。通常の歯みがきができない環境下でも表面を拭き取れる口腔ケアシート（ガーゼやティッシュ、ハンカチでも代用可）や、歯に沿わせて多方向から動かすことで汚れをこそげ落とせるデンタルフロスはいざという時非常に役立ちます。少量でも水がある場合は30ml（おちょこ1杯程度）を目安に口に含み、まんべんなくブクブクうがいをしてください。一度に多くの水を含んで一回で済ますより、少量でしっかりゆすいで吐き出す動作を複数回繰り返したほうが洗浄効果は高いと言われています。身近な飲み物で口腔ケアに役立つのがお茶です。カテキンやフッ素など、口の健康を保つ成分が多く含まれているので、うがいにも適しています。

そして、気をつけなければならないのが糖尿病の患者さんです。ストレスがかかる避難所での生活が血糖値の上昇を招くと歯周組織がダメージを受けやすいので、殺菌効果の高い洗口液や液体歯みがきの力を借りましょう。腎不全で人工透析を受けている方は口が乾きやすい傾向にあります。水が不足している環境下ではうがいもできなくなることを想定し、保湿効果のあるマウスリンスやジェルを用意しておくと役立ちます。

脳血管障害などで嚥下機能が低下した患者さんの場合、最も懸念されるのが食事の確保です。健常者向けのパンやおにぎりでは飲み込みが困難ですから、簡易的に調理ができるおかゆなどがあると安心です。また、歯と頬の間や舌の下といった場所にも食物が残留しやすいので、ガーゼやスポンジなどの口腔ケア用品も準備しておいてください。

水が不足している場合、天然のシャワーである唾液の力で口の中を潤わせるだけでも効果があります。唾液腺マッサージを覚えておきましょう。

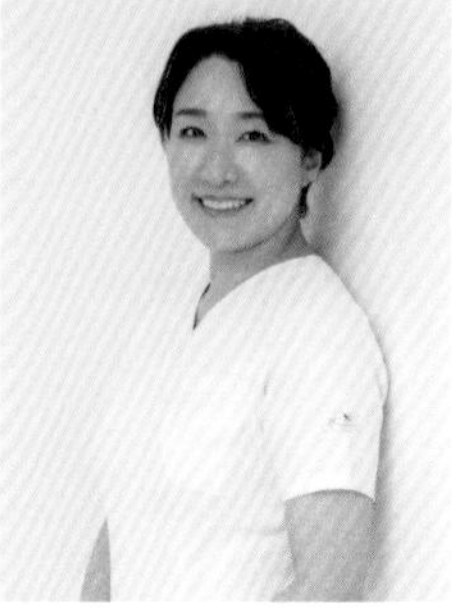

照山裕子

歯科医、歯学博士
厚生労働省歯科医師臨床研修指導医
東京医科歯科大学非常勤講師
日本大学歯学部卒業、同大学院歯学研究科にて博士号取得。世界でも専門家が少ない『顎顔面補綴』を専攻し、日本大学歯学部付属歯科病院、東京医科歯科大学病院で臨床経験を積む。口腔ケアに関心をもってもらいたいと刊行した著書『歯科医が考案 毒出しうがい』(アスコム)がベストセラーに。歯科クリニックにて診療を続ける傍ら、いわば口腔ケアの伝道師として、メディアにも多数出演している。

本書は『日経ヘルス』2022冬号～2023冬号が初出で、女性向けウェブサイト『日経xwoman』の日経ヘルスコーナー、健康・医療総合サイト『日経Gooday』に連載した「お口のケアの教科書」と『日経Gooday』の健康Q＆Aの内容を加筆、再構成したものです。

編集協力／松澤ゆかり　イラスト／内山弘隆
校閲／金田直子　表紙写真／PIXTA
プロフィール写真＆動画撮影／稲垣純也
ヘア＆メイク／杉村理恵子　グラフ／増田真一

“食べる力”を落とさない！
新しい「歯」のトリセツ

2023年 2月27日　初版第1刷発行
2023年 7月 3 日　初版第3刷発行

著者	照山裕子
発行者	佐藤珠希
発行	株式会社日経BP
発売	株式会社日経BPマーケティング 〒105-8308　東京都港区虎ノ門4-3-12
構成・編集	日経ヘルス編集部(白澤淳子)
装丁	小口翔平＋阿部早紀子(tobufune)
本文デザイン・制作	梶 真絵、重山美夏、小山瑞江(エステム)
印刷・製本	図書印刷

©Yuko Teruyama 2023 Printed in Japan
ISBN 978-4-296-20161-7

本書の無断複写・複製(コピー等)は著作権法上の例外を除き、禁じられています。購入者以外の第三者による電子データ化及び電子書籍化は、私的使用を含め一切認められておりません。本書籍に関するお問い合わせ、ご連絡は下記にて承ります。

https://nkbp.jp/booksQA